Adrien Proust

Études d'hygiène

Études

ISBN : 978-1719545112

10   9   8   7   6   5   4   3   2   1

Adrien Proust

Études d'hygiène

Études

Table de Matières

INTRODUCTION

La mode nuit plus à la science quelle ne la sert. Elle donne à la foule des gens incompétents l'envie et l'occasion de traiter des questions qu'elle met en lumière sans les rendre plus claires, et ne favorise que le développement de l'erreur. Les incertitudes de l'opinion en matière d'hygiène et de prophylaxie suffiraient à le prouver s'il en était besoin.

Bien que le rôle des communications humaines dans le transport des germes morbides soit aujourd'hui scientifiquement démontré, il est régulièrement contesté, chaque fois qu'une épidémie vient à éclater. Il serait peut-être temps, — et c'est ce que nous avons voulu faire, puissamment aidé en cela par les enquêtes de nos savants collaborateurs les médecins sanitaires français de Constantinople, d'Alexandrie, de Beyrouth et de Suez ; — il serait peut-être temps de mettre au point tant d'opinions, qui flottent des jeunes paradoxes aux vieux préjugés, en prenant successivement comme exemples la grippe, les fièvres éruptives, les maladies typhiques, la peste, la fièvre jaune ; plus longuement et surtout (car c'est pour lui que la démonstration a été la plus complète, parce que l'observation a été plus minutieuse) le choléra.

I. — LA MARCHE ET LA PROPAGATION DES GRANDES ÉPIDÉMIES.

Les grandes épidémies, dites aussi maladies populaires, auxquelles les anciens et même quelques auteurs modernes, frappés de leur allure en apparence si étrange, avaient attribué un caractère spécial de mystère et d'obscurité, *aliquid obscurum et divinum*, obéissent cependant aux lois ordinaires qui régissent la transmission des maladies.

Il n'y a pas longtemps qu'Anglada affirmait encore la profonde séparation à établir entre les grandes et les petites épidémies.

« Les grandes épidémies, disait-il, naissent par les seules forces de la nature. Aucune puissance humaine ne peut en préparer ni en conjurer l'explosion. Comme les anges exterminateurs des Livres

Saints, elles s'abattent, quand l'heure a sonné, sur les réunions d'hommes et couchent dans la tombe des générations entières. Apparitions intermittentes à long terme, invasions soudaines, étiologie ignorée et sans rapport appréciable avec les causes communes, domination universelle, léthalité rebelle à tous les efforts de l'art, spécificité profonde, aspect d'une étrangeté sans analogue parmi les maladies connues : tels sont les caractères des grandes épidémies. »

Littré, peu suspect de mysticisme, s'exprimait ainsi :

« Les maladies pestilentielles n'ont pas leur origine dans des circonstances que l'homme puisse provoquer. Là tout est invisible, mystérieux, tout est produit par des puissances dont les effets seuls se révèlent. »

Les idées qui vont être développées dans les pages qui suivent sont contraires aux opinions d'Anglada et de Littré.

Si nos connaissances, en effet, ne sont pas encore absolument complètes sur l'étiologie et la marche des épidémies, cependant la science moderne, grâce surtout au génie de Pasteur, en les dépouillant du voile mystérieux qui les entourait, a établi certaines lois qui nous permettent d'en prévoir les routes et d'en arrêter le développement.

Toutes les fois que l'industrie humaine perfectionne ou abrège les voies de communication, les épidémies en bénéficient, délaissent les routes trop lentes, et prennent avec l'homme les voies les plus rapides. C'est là une doctrine dont les effets dépassent le domaine de la théorie. L'opinion que l'on doit se faire de la marche des épidémies entraîne des conséquences pratiques. Avec Anglada, l'autorité sanitaire n'a qu'à suivre passivement l'évolution des maladies pestilentielles en se croisant pour ainsi dire les bras. En tenant compte de l'opinion que nous soutenons, l'hygiéniste peut intervenir. Rien n'établit mieux d'ailleurs l'action directe et énergique qu'exercent sur le développement des maladies infectieuses et contagieuses l'hygiène et tous les auxiliaires dont elle dispose, que l'histoire, même de ces maladies, de celles surtout qui après avoir affligé l'humanité ont finalement cédé devant les progrès du bien-être et de la civilisation.

La peste, la grande maladie populaire de l'antiquité et du moyen âge, a quitté l'Europe ainsi que son ancien foyer classique, l'Egypte. La suette anglaise, qui, née en Angleterre à la suite de la guerre des deux Roses, a, vers le milieu du XVIe siècle, décimé tout le nord-est de l'Europe, n'existe presque plus ; et, si la vaccination se pratiquait avec toute l'exactitude que la science réclame, il ne serait plus question de la variole.

En réalité, si les maladies infectieuses et contagieuses sont un des plus cruels fléaux qui désolent l'humanité, ce sont aussi les maux sur lesquels nous avons le plus de prise, soit pour arrêter leurs progrès, soit même pour empêcher qu'ils ne se produisent. Les maladies infectieuses sont les vraies maladies évitables. Il est donc d'un grand intérêt pratique et public d'être fixé sur la route que suivent les épidémies, afin de pouvoir mettre obstacle à leur marche et les supprimer dans leur germe.

II. — L'INFLUENZA.

Un premier point doit être établi : les épidémies qui, pour quelques auteurs, sont d'origine exclusivement météorique, comme la grippe, offrent cependant une marche et un développement qui sont modifiés par les courants humains.

La grippe, — que les Français appellent *influenza*, et les Italiens *influence*, — qui a régné en Europe en 1889 et en 1890 et dont le point de départ semble avoir été Saint-Pétersbourg et Moscou, a gagné rapidement Odessa, Varsovie, Stockholm, toutes villes en communication directe avec Saint-Pétersbourg et Moscou, soit par voie de terre, soit par voie de mer.

On la voit en moins d'une semaine atteindre Berlin et Paris alors qu'elle met plus d'un mois pour aller de Stockholm à Christiania. Cela tient à ce que, d'un côté, il y a des communications plus rapides entre les premières villes et que, de l'autre, Stockholm et Christiania sont séparées par des chaînes de montagnes. Ce fait est déjà démonstratif, mais il y a plus : une fois la grippe installée à Berlin, à Paris, à Vienne, on la voit bientôt régulièrement rayonner autour de ces différents foyers.

De Paris elle s'étend vers le nord-est à la rencontre des cas propagés de Berlin et de Kiel, et à l'est, vers ceux qui se répandent de Vienne vers l'occident ; de telle sorte que dans tout le triangle déterminé par ces villes : Paris, Kiel, Vienne, la semaine dont la mortalité est la plus élevée est celle qui se termine le 4 janvier 1890. Une semaine plus tard, cette grande mortalité apparaît au nord-ouest de ce triangle : Amsterdam, Londres, Dublin, Edimbourg, et au midi : Lyon, Pesth, Trieste. Ce développement en rayons a été nettement prouvé pour les garnisons allemandes. J'ajouterai que Berlin a présenté son maximum 8 jours avant Kœnigsberg, et Posen 15 jours avant Elbing. Kœnigsberg est plus rapproché de la Russie que Berlin, et Elbing que Posen ; mais Berlin et Posen sont de plus grandes villes, et les communications avec elles sont plus fréquentes et plus promptes.

Le transport par l'air semblait d'abord seul assez rapide pour expliquer l'apparition de la maladie en si peu de temps, à de telles distances ; mais, à regarder de près la manière dont les choses se sont passées sous nos yeux, fait remarquer le professeur Bouchard, on est amené à reconnaître que la marche de la grippe, dans l'épidémie dernière, n'a jamais excédé la rapidité des moyens de communication en usage de nos jours entre les humains. Quand la grippe s'est transportée d'un pays dans un autre, elle a sauté d'emblée de la capitale primitivement frappée au point le plus éloigné de la ligne de communication, de Saint-Pétersbourg à une autre capitale, Paris ou Berlin, pour n'attaquer que plus tard les points intermédiaires. Ces mouvements de recul, ces sauts rétrogrades, ne trouvent pas leur explication en dehors de la contagion d'homme à homme. En France, où l'épidémie n'a pas paru affecter une marche aussi régulière, deux faits cependant paraissent indéniables : 1° la maladie a commencé à Paris ; 2° dans tous les départements, elle est apparue d'abord dans les villes avant de gagner les campagnes.

Autour de chaque foyer primitif de grippe, la maladie paraît bien en général s'être répandue, par diffusion, aux villes moins importantes, puis aux villages et aux derniers hameaux d'autant plus lentement qu'ils étaient plus éloignés et plus isolés du foyer primitif. Tous les observateurs s'accordent également à déclarer qu'aucune ville et qu'aucun village n'a été atteint avant l'arrivée d'un voyageur provenant d'une ville où sévissait la maladie.

Aucun cas ne s'était produit à Frontignan, dit M. Grasset, jusqu'au jour où arrive de Paris une personne grippée. Celle-ci dîne avec dix autres personnes, parmi lesquelles cinq contractent la maladie. Une de ces personnes porta ensuite la grippe dans un village voisin indemne jusque-là.

J'ai moi-même rapporté à l'Académie de médecine que le paquebot *Saint-Germain*, parti le 2 décembre 1889, de Saint-Nazaire, indemne à ce moment, embarqua à Santander un passager venant de Madrid où régnait la grippe. Dès le lendemain de son arrivée à bord, ce passager fut pris de l'affection, et le mal se généralisa à tel point que 150 passagers sur 336 furent atteints.

L'un des grands paquebots de la Compagnie générale transatlantique, parti au commencement du mois de décembre, et n'ayant eu aucun cas de grippe pendant son voyage du Havre à New-York, en a présenté de nombreux pendant son voyage de retour de New-York au Havre. La grippe, apportée par les steamers venant de Brême et de Hambourg, avait en effet envahi New-York avant d'être parvenue au Havre.

Parsons, dans son rapport au *Local Government Board* sur cette même épidémie, cite l'exemple des gardiens de phare, qui sont exposés à toutes les intempéries, mais dans un état d'isolement presque absolu. Sur les 400 gardiens qui habitent les 51 bateaux-phares et les 16 phares fixes répartis sur les côtes de la Grande-Bretagne, 8 seulement ont été atteints par l'influenza, et dans les 8 cas le sujet a été exposé à la contagion.

Il eût été intéressant de comparer la marche des épidémies de grippe qui ont sévi durant les siècles derniers et au commencement du nôtre avec celle de l'épidémie de 1889-1890, de rechercher l'influence du plus ou moins de rapidité des communications sur la rapidité de l'expansion et de la dissémination de la maladie Malheureusement, nous n'avons pu nous procurer à cet égard que des documents qui ne sont ni très précis, ni très concluants. Les grandes épidémies de grippe qui ont présenté une marche analogue à celle de 1889-1890 ont été observées en 1729, 1732, 1782, 1831, 1833, 1837. En 1729, la grippe ne se montra à Paris que neuf mois après Moscou. En 1782, il y eut entre l'apparition de la maladie à Saint-Pétersbourg et son invasion à Paris un intervalle de cinq mois. En 1831, l'intervalle fut de quatre mois ; en 1833, de trois mois et demi. Cet intervalle, comme il est facile de le remarquer, fut beaucoup plus considérable qu'en 1889. Cependant, dans les épidémies de 1732 et 1837, il n'a été que de deux à trois mois. Comme on le voit, la diffusion de la grippe a pu être assez prompte alors même que les moyens de communication étaient moins rapides qu'aujourd'hui.

III. — LES FIÈVRES ÉRUPTIVES.

Les fièvres éruptives ne donnent plus lieu de nos jours à de grandes épidémies. On remarquera toutefois qu'à certaines époques et dans des circonstances particulières, la variole a dépassé en gravité la peste ; que la rougeole a produit l'épidémie sévère des îles Feroë ; et que la scarlatine, qui est souvent d'une bénignité rare, et à laquelle Sydenham contestait même le nom de maladie, présente quelquefois une gravité telle, que les médecins écossais de la fin du siècle dernier, en France Bretonneau et Trousseau, nous ont appris « à la redouter à l'égal du typhus et de la peste ».

L'influence de la rapidité et de la facilité des moyens de communication sur la rapidité et la facilité de la transmission des diverses fièvres éruptives est réelle ; et s'il est souvent impossible, faute de documents précis, d'en donner une démonstration tout à fait positive en comparant les épidémies anciennes aux modernes, cette influence ressort de leur étude générale.

La *variole* ne paraît avoir régné ni chez les Grecs ni chez les Romains ; ceux qui ont cru en trouver la description dans quelques passages d'Hippocrate ou de Galien se sont laissé tromper par de fausses analogies. En revanche, elle semble avoir existé de temps immémorial en Chine et dans les Indes ; d'après Moore, les annales de ces pays en feraient mention 1200 ans déjà avant J.-C. Ce fut au VIe siècle de notre ère qu'elle fit son apparition en Europe, importée par les Sarrasins, qui la tenaient sans doute eux-mêmes de source égyptienne ou abyssine.

La première description où elle soit nettement reconnaissable est due à Grégoire de Tours, qui l'observa dans les Gaules et la désigne sous les noms de *lues cum vesicis, pustula, pustulæ : il n'a garde de la confondre avec sa contemporaine la peste ou* morbus inguinarius.

La variole, à partir de ce moment, prit pied définitivement en

Europe. Les croisades contribuèrent beaucoup à la propager ; les médecins arabes, Rhazès entre autres, en donnèrent d'excellentes descriptions et la firent entrer définitivement dans le cadre nosologique.

« Une fois implantée à la surface du globe, la variole, dit J. Franck, a causé de plus grands ravages que la peste. »

Au XVIIe siècle et au commencement du XVIIIe, elle avait pris les proportions d'une véritable calamité publique. Toute la descendance directe de Louis XIV (un enfant de cinq ans qui fut plus tard Louis XV excepté, qui devait ensuite y succomber lui-même) disparut dans un court espace de temps, et il faut lire les mémoires contemporains, ceux de Saint-Simon par exemple, pour se rendre compte de la terreur qu'inspirait cette maladie.

Dans les pays où elle faisait apparition pour la première fois, et qui étaient vierges jusque-là d'infection variolique, les ravages étaient plus grands encore. Lorsque la variole fut importée au Mexique par les compagnons de Narvaës, il mourut 3 millions et demi d'habitants, et il en périt encore 800 000 dans une autre éruption qui eut lieu quelque temps après. Plus que les cruautés des Espagnols et de l'Inquisition, plus que l'eau-de-vie et l'invasion anglo-saxonne, la variole a contribué à la destruction des populations indigènes des deux Amériques.

Jamais, dans les conditions actuelles, la variole n'apparaît spontanément. Quand elle a été importée, sa marche a été en rapport avec le plus ou moins de rapidité des voies de communication Quelques régions de l'Australie semblent ne pas avoir encore été atteintes par la variole.

La *rougeole* paraît avoir fait son apparition en Europe à peu près à la même époque que la variole ; elle était bien connue et elle est bien décrite par les Arabes et notamment par Rhazés sous le nom de *Hasbah* : elle n'a cessé d'être endémique dans nos pays. C'est une maladie franchement contagieuse, et son origine spontanée n'a jamais pu être rigoureusement démontrée. Aussi est-il des pays où son existence n'a pas encore été constatée, témoin l'Australie. Dans d'autres contrées elle n'a donné lieu qu'à quelques épidémies, puis s'est éteinte pour ne reparaître qu'à la suite d'une nouvelle importation. C'est ce qui a eu lieu pour des îles éloignées, telles que l'Islande, les îles Feroë, qui, en raison de leur distance même, n'ont que des relations restreintes avec le continent. A cet égard, l'épidémie qui a régné en 1847 dans ces îles et qui a été décrite par un médecin danois, le distingué et regretté Panum, est particulièrement instructive.

Depuis 65 ans, la rougeole n'y avait pas été observée. Aussi fit-elle de grands ravages quand, par un cas provenant du continent, et ayant été importée, elle se répandit sur une population vierge de la maladie. Tous les individus âgés de moins de 65 ans et qui n'avaient pas acquis l'immunité par une atteinte antérieure furent frappés, et sur 7 782 habitants, 6 000 tombèrent malades. L'épidémie des îles Feroë a très nettement établi qu'aucun âge ne fait cesser l'aptitude à contracter la rougeole, et si, parmi nous, c'est surtout une maladie de l'enfance et de la jeunesse, cela tient uniquement à ce que des sujets plus âgés ont déjà payé leur tribut à la maladie et ont ainsi gagné l'immunité.

La relation de Panum donne des détails précis au point de vue de la transmission. Les Feroë forment un groupe de 17 îles, séparées les unes des autres par des courants marins souvent dangereux. Il était facile d'y suivre pas à pas le coulage. Aucun cas ne se manifeste sans que l'individu atteint ait été en contact très proche avec un malade. C'est la cohabitation, la visite dans la chambre d'un malade, qui causent la contamination ; l'isolement de quelques maisons a suffi à préserver leurs habitants.

Tandis que la variole et la rougeole ont en Orient leur origine première, la scarlatine semble être une affection européenne. Elle est particulièrement une maladie anglaise. Elle sévit cruellement à Londres, où elle a, dans les causes de la mortalité générale, une part très importante. Les décès provenant de la scarlatine y varient entre 2 000 et 6 000, tandis qu'on n'en compte qu'une centaine, année moyenne, à Paris.

A Philadelphie, la mortalité par la scarlatine est 20 fois plus forte qu'à Paris. Plus au nord, au Canada, la maladie est aussi meurtrière qu'à Londres et à Edimbourg. En Allemagne et en Russie, elle n'est pas plus fréquente qu'en France. Jamais la scarlatine ne naît spontanément. On a pu s'en rendre compte par l'exemple des contrées reculées, des îles lointaines, peu en communication avec le continent. Ce n'est que depuis 1827 que la scarlatine a été observée on Islande. En 1848, elle fut importée au Groenland ; en 1829, dans l'Amérique du Sud. Actuellement, elle a gagné les Indes et l'Australie.

Tous ces faits, tous ces exemples démontrent la transmission des lièvres éruptives, mais leur endémicité clans nos régions rend difficile la démonstration de l'influence des progrès des voies de communication sur la facilité de la transmission. Ce n'est guère que pour les pays vierges jusqu'ici de ces maladies, et où elles sont importées, que cette influence pourrait être démontrée ; mais les relations précises manquent.

IV. — TYPHUS ET MALADIES TYPHIQUES.

L'histoire du typhus est intéressante. Il semble que ce soit une maladie relativement récente. Toujours est-il que la première description en est due à Fracastor, et la première épidémie considérable est celle qui ravagea l'armée de Lautrec devant Naples.

Le typhus, à partir de ce moment, domine la pyrélologie du XVIIe et du XVIIIe siècle, et pendant les grandes guerres du premier Empire, il régna sur presque toute l'Europe.

A partir de 1814, il disparaît de France, au point que la plupart de nos médecins nièrent son existence malgré quelques épidémies locales observées dans les bagnes et les prisons. Cette année 1893, lorsqu'il a été observé dans un certain nombre de départements du nord et à Paris, le diagnostic resta incertain ; le typhus ne fut affirmé que plusieurs semaines après son apparition. D'ailleurs, dans des pays où le typhus est moins exceptionnel, le début de certaines épidémies a été signalé par les mêmes phases d'incertitude ; et c'est ainsi que l'épidémie de Silésie ne fut officiellement reconnue qu'en décembre 1876, alors que les premiers cas remontaient manifestement au mois d'août.

Ce qui a frappé dans l'histoire de l'épidémie typhique de 1893 en France, c'est l'influence du vagabondage sur sa propagation.

Le vagabond marche lentement ; dans cette épidémie nous voyons le vagabond contaminant le vagabond dans les logis insalubres où il habite, puis allant à l'hôpital infecter ceux qui le soignent, médecins, étudiants, infirmières laïques ou religieuses, victimes du devoir professionnel. La prison, le garni de bas étage, le refuge communal, l'asile de nuit, voient successivement passer ces hôtes errants, mais avec lenteur.

Partout dans cette épidémie nous trouvons d'abord le vagabond : à Lille, dans les garnis de la rue des Etaques ; à Amiens, à l'asile de l'abbé Clabot ; à Paris, au dépôt de la Préfecture de police. Il faut assainir l'asile temporaire du vagabond au cours de route et prendre vis-à-vis de l'hôte les précautions nécessaires.

M. le docteur Napias a donné de certaines prisons et des asiles de douloureuses et pittoresques esquisses, malheureusement d'une très grande vérité.

« Quelques prisons sont exiguës, mal outillées au point de vue de la balnéation et de la désinfection. L'encombrement y est souvent considérable, surtout dans la mauvaise saison. C'est là que les vagabonds viennent prendre leurs quartiers d'hiver. Ils s'arrangent avec une véritable habileté qui fait le plus grand honneur à la connaissance qu'ils ont du code pour se faire adjuger les quelques mois de réclusion dont ils ont besoin.

« Avant ou après le séjour à la prison, le vagabond a le choix entre l'auberge de la belle étoile, qui n'est pas toujours la plus mauvaise, et, s'il a quelque argent, le garni de bas étage avec la literie, ornée de draps, très régulièrement lavés chaque quinzaine ou chaque huitaine. Ces draps ne sont pas toujours donnés à l'occupant, mais au lit pour une période déterminée : y couche qui voudra ! »

Il y a pourtant des garnis de cet ordre infime où les draps sont changés chaque jour, mais réemployés après qu'un lavage sommaire a effacé quelques taches trop visibles. Ce genre d'hôtels meublés n'est pas spécial à notre pays. M. M. Napias et du Mesnil ont vu en Angleterre des *common lodging* où la promiscuité était complète.

M. Napias a visité, à Anvers, une après-minuit, un garni qui avait au rez-de-chaussée un cabaret, et en haut, sous les tuiles du toit formant plafond incliné, un dortoir où les lits de toute matière étaient dressés çà et là dans toutes les orientations. Dans l'un de ces lits, deux ivrognes ronflaient, une jeune fille dormait dans un autre, dans un troisième une femme était avec l'enfant qu'elle nourrissait ; elle avait lavé les seuls langes dont elle l'enveloppait et qui séchaient au-dessus du lit, pendus à une ficelle. Pour que l'enfant n'eût pas froid, elle l'avait entouré de sa chemise et elle restait toute nue sous les draps à demi rejetés à cause de la chaleur. Un jeune couple d'amans reposait un peu plus loin ; dans le lit voisin un vieux vagabond ouvrait un œil inquiet à la lumière de la bougie qui éclairait le visiteur.

Dans les communes où le passage des vagabonds est considérable, l'asile a une sorte d'organisation. Ce n'est pas une pièce nue avec de la paille sur la terre battue : le sol est carrelé et le local est meublé d'un lit de camp en bois. On couche dessus, et dessous dans les moments de grand passage ; une cruche d'eau, un baquet d'aisance, complètent l'ameublement. La paille du couchage est changée quand elle est usée. Au-dessus de la porte d'un de ces logis un vagabond avait écrit : HOTEL FIN-DE-SIECLE.

Le docteur A.-J. Martin et moi avons visité un certain nombre de logements qui n'étaient guère supérieurs à ceux que nous venons de décrire.

En Europe, le typhus reconnaît deux foyers principaux : l'Irlande et la Silésie.

Il n'a jamais cessé de régner en Irlande, et partout où l'émigration irlandaise a porté ses pas, le typhus a suivi. C'est ainsi qu'il pénètre et qu'il se montre dans les grands ports de l'Angleterre et dans l'Amérique du Nord.

De son deuxième foyer européen, la Silésie, le typhus rayonne vers les côtes russes de la Baltique, la Prusse orientale, la Suède et le Danemark.

Pendant la guerre de Crimée, les armées russes et alliées furent décimées par le typhus, qui fut importé ; jusqu'au Val-de-Grâce par nos soldats, mais ne prit pas pied en France.

En 1869, à la suite de la famine, l'Algérie fut ravagée par une épouvantable épidémie typhique.

Pendant la guerre franco-allemande, le typhus ne s'est montré ni à Paris, ni à Metz, non plus chez les assiégés que chez les assiégeants.

Pendant les derniers mois de 1892 jusque vers la fin de mai 1893 une épidémie formidable de typhus a sévi dans le mutessariflik de Benghazi (Tripolitaine), l'ancienne Cyrénaïque. Elle a fait des milliers de victimes dont on ne sait et dont on ne saura jamais le nombre. Comme il arrive presque toujours dans ces épidémies orientales, la nature et la grandeur du mal n'ont été révélées que quand il touchait à sa fin.

Autant la contagion de la fièvre typhoïde est faible, autant celle du typhus est éclatante. Dans les hôpitaux et dans les armées en campagne, la maladie éprouve cruellement les médecins et les infirmiers. En Crimée, sur 450 médecins, 58 sont morts du typhus ; en Irlande, dans une période de vingt-cinq années, sur 1220 médecins attachés aux établissements publics, 560 ont été frappés du typhus, 132 sont morts (Murchison).

C'est bien à propos du typhus qu'il est permis de dire que l'histoire des maladies des peuples ne peut plus être séparée de l'histoire de la civilisation. C'est en attaquant l'ignorance, l'intempérance et l'imprévoyance, que l'on évitera ces grandes épidémies de famine dont le typhus est l'inséparable cortège. Le typhus, a dit Virchow, est un châtiment qu'un peuple s'inflige à lui-même par son ignorance et son indifférence. Sous ce rapport, de grands progrès ont déjà été réalisés, et il y aurait injustice à les méconnaître. Cependant l'Irlande et la Prusse orientale sont toujours sous l'imminence des mêmes désastres, et il suffit d'une mauvaise récolte pour placer ces populations sous le coup de la disette et du typhus.

Hors de l'Europe, les conditions sont plus déplorables encore. En Algérie, l'incurie et le fatalisme des Arabes les exposent perpétuellement à la disette et à ses tristes conséquences. Le typhus algérien de 1869 en est un lamentable exemple.

Des conditions analogues, mais sur une échelle bien plus vaste, se retrouvent dans les Indes-Orientales, où la vie de plus de 200 millions d'individus dépend du hasard d'une récolte de riz. Il y va de l'honneur de la France ainsi que de la Grande-Bretagne de chercher dans la mesure du possible à prévenir ces grandes catastrophes qui placent sous la menace constante de la famine, et du typhus une portion notable de l'humanité.

V. — LA PESTE.

6 août 1720 *Gaz. de Holl.*, Vendredi 9 août.[1]

« La peste est à Marseille et y a été apportée par des vaisseaux dont on a fait une fausse déclaration pour éviter la quarantaine. Elle n'aura point de suite par le bon ordre qu'y a apporté M. Moustier, consul. Les pestiférés ont été portés aux infirmeries ; après leur mort, leurs parents et ceux qui demeuraient dans leurs maisons y ont été conduits aussi, et leurs maisons murées. Les équipages des trois bâtiments pestiférés ont été envoyés à une île déserte à 2 lieues de Marseille (Hyères) avec les marchandises. »

15 août.

« La peste continue à Marseille et ils ont aussi la famine, car ils n'ont ni vivres ni argent ; les bourgeois n'ont pu aller à leurs bastides. Ils ont négocié leurs piastres à 14 fr. 10 sous ; il ne leur reste que du papier. Le parlement d'Aix a défendu la communication sous peine de la vie. Tous les voisins sont sur leurs gardes ; c'est un vrai enfer que d'être ainsi sans secours et sans espérance. On dit que l'évêque y fait merveille. » 25 août.

« La peste de Marseille a gagné les terres. On commence à craindre pour la Provence ; 6 000 paysans gardent la Durance pour les Français, le duc de Savoie fait garder le Var. A Barcelone on a défendu toute correspondance avec Marseille, et ainsi de tous les pays étrangers, ce qui va ruiner le commerce de cette ville. »

2 septembre.

« La peste de Marseille est plus forte que jamais. On y a envoyé M. Chicoyneau, médecin de Montpellier, chancelier de l'Université, gendre de Chirac, médecin du Régent, avec un M. Loutré, habile chirurgien. Ils ont écrit de là à M. de Roquelaure, commandant en Languedoc, qu'ils venaient de voir le plus affreux spectacle que la nature puisse présenter à des hommes : une infirmerie où il y a plus de 500 malades mourants, abandonnés sans aucun secours et qui n'ont pas même d'eau pour boire ; un amas de cadavres que l'on n'emporte point, qui sont entre les salles de cette infirmerie ; une ville désolée et gémissante, des familles entières détruites, les médecins et les chirurgiens presque tous morts, les religieux

1 *Journal et Mémoires* de Mathieu Marais, 1715-1737 : — de Lescure, 1863, tome I.

de la Mercy de 80 réduits à 4, dont 3 se sont enfuis ; les environs de la ville remplis de pillards et de voleurs qui pillent les bastides des bourgeois, et qui eux-mêmes ne savent comment ils pourront s'échapper ou de la peste ou des voleurs.

« Les Génois, par pitié, leur viennent d'envoyer 8 000 quintaux de blé et on fait la garde à Montpellier. Tous les corps, à commencer par le clergé, font cette garde, et personne n'y entre.

« A Aix, il est mort un homme de la peste dans le faubourg : on a *muré sa maison*, et à la porte de la ville *on a tué trois hommes de Marseille* qui y voulaient entrer. Le Parlement, par arrêt, a jugé cet homicide nécessaire et a ordonné une garde exacte. A Lyon, on commence aussi à faire la garde aux portes. M. l'archevêque l'a commencée lui-même, et quelque personne que ce soit n'entre plus sans un billet de santé. »

25 septembre.

« La peste est plus forte que jamais à Marseille. M. de Langeron, commandant sur les galères, est entré dans la ville avec des troupes et des galériens, et ils l'ont nettoyée en trois jours de tous les corps morts et immondices ; mais, trois jours après, elle s'est trouvée en aussi mauvais état. Il y a eu un arrêt du conseil du 14 septembre, en 26 articles, qui est un très beau règlement sur la peste et les précautions.

« L'évêque, qui a fait merveille jusqu'à présent, voyant qu'il n'y a plus de remède, s'est enfermé avec des vivres dans sa maison qu'il a l'ait murer. Le peuple (qui n'a jamais guère de raison et qui en a encore moins dans cet état de douleur, car la douleur est injuste) s'est fâché contre l'évêque ; ils ont entouré sa maison de corps morts pour le faire périr ; ils en ont jeté par-dessus les murs, et c'est un siège d'un nouveau genre qu'il est obligé de soutenir. Le mal gagne la Provence et a détruit plusieurs gros villages.

« On débite dans Paris un écrit intitulé : Parfums et remèdes contre la peste, dont s'est servi le P. Léon, augustin déchaussé de France, par ordre du Roi, en 1666-1667-68 et 69.

« J'ai entendu dire à M. de Chirac, médecin du Régent, que la déclaration de la peste est pire que la peste même, parce qu'il n'y a plus de communication de ville à ville ni de village à village, et que l'on manque de vivres et de secours, ce qui cause les maux du corps et de l'esprit, la faim et les délires. »

11 décembre.

« On a vu des lettres de Marseille du 27 novembre, qui disent que la peste y est déclarée plus que jamais ; que quarante personnes saines ont été attaquées, en un même jour, de cette maladie, avec tous les signes de peste les plus caractérisés, et tels que l'on n'en avait point vu de pareils ; qu'elles sont mortes en deux jours ; que l'on attribue ce nouveau malheur aux jours chauds que l'on a eus depuis peu, et qu'on n'a d'espérance qu'à la gelée, mais qu'on craint qu'au printemps cela ne *reverdisse*, c'est le terme de la lettre. Brune, fameux négociant de Marseille, écrit qu'on ne soit point étonné de ne plus recevoir de ses lettres parce qu'il est à sa dernière feuille de papier. »

21 mai 1721.

« Le premier médecin a invité les médecins de la Faculté et des maisons royales à se trouver chez lui pour leur communiquer quelque chose d'important de la part du Régent. Ils se sont assemblés le mercredi 21 mai, l'après-dînée, chez lui. Ils étaient vingt médecins de la Faculté et cinq des maisons royales : Chirac, premier médecin du Régent ; Terray, médecin de Madame ; Falconet, médecin ordinaire du Roi ; Dumoulin, aussi médecin du Roi, et Sidobre, du régiment des gardes. Il a été question de la police de la peste et non de la guérison.

« On a proposé lequel était le meilleur, dès que la peste est dans une maison, de la murer, et d'empêcher toute communication dans la ville, ou de prendre le malade et de le mettre, de quelque condition qu'il soit, dans une infirmerie ou hôpital destiné aux pestiférés. Ces deux manières ont été rejetées unanimement, comme contraires à l'humanité et à la charité. Par les lettres qui ont été lues on a vu qu'à Marseille, dès que M. de Langeron a eu fait ouvrir les maisons et les boutiques, la peste a beaucoup diminué, et a enfin cessé, et qu'à Toulon, au contraire, où l'on a muré les maisons, on y meurt partout de désespoir et de misère. Il a donc été résolu que les pestiférés devaient être traités dans leurs maisons comme on traite des malades de lièvre maligne et de petite vérole : qu'on ne conduirait aux hôpitaux que ceux qui le désireraient ou qui ne pourraient pas être en état d'être traités chez eux, et que les personnes non attaquées de peste, mais demeurant dans les maisons où il y en aurait, pourraient communiquer avec les autres sans quarantaine, en se faisant seulement parfumer. Au surplus, le commerce ne sera point interrompu. Les boutiques et églises seront ouvertes, et cela a paru le seul moyen de conserver la santé avec la charité et l'amitié entre les hommes. Le résultat a été dressé et refait à cinq ou six fois, et on a été depuis 3 heures jusqu'à 8 heures à cette assemblée, digne des soins d'un Roi. M. Burette, médecin de la Faculté, professeur royal et de l'Académie des sciences, qui en était, m'a rapporté tout ce détail et m'a dit qu'il était mort beaucoup plus de gens de misère et de faim que de la peste. Sur ce résultat il y a eu un conseil du Régent, du Chancelier, de M. Amelot, chef du commerce, du premier médecin et de Chirac, et les ordres ont été envoyés en conformité en Provence. »

Ces détails sur la peste qui désola Marseille en 1720 expliquent, sans les justifier, toutes les mesures prises à cette époque et presque jusqu'à nos jours. Il était interdit, sous peine de mort, de porter secours à des naufragés partis de lieux mis à l'index par l'intendance sanitaire. Dans la relation d'un fait observé en 1784 au lazaret de Marseille, nous lisons que le malade ne peut se rendre de sa chambre à la grille intérieure de l'enclos Saint-Roch pour être *vu de loin* par les hommes de l'art. Dans une autre relation de 1786, il est dit que le malade est trop faible pour venir à la barrière de fer. Le bubon fait des progrès, le délire persiste ; le malade paraît avoir pris les boissons déposées auprès de lui.

M. Michel Laroche, médecin, ne voyant pas le malade, mais étant renseigné par le garde de santé, dit, dans le certificat qu'il adresse à l'intendance, que, les secours ne pouvant être administrés aux pestiférés que par les fenêtres et à l'aide de machines, celui-ci n'a ni assez de connaissance ni assez de forces pour se suffire dans sa chambre. « Nous prions, ajoute-t-il, l'intendance de vouloir bien examiner avec son attention ordinaire si l'on doit abandonner un malade dans un tel état de délire et de prostration, ou placer auprès de lui quelqu'un de bonne volonté. » Cette dernière demande est refusée.

Au Caire, des moines du presbytère italien ont poussé la frayeur, en 1841, jusqu'à saisir avec de petites pincettes l'hostie qu'ils donnaient à des communiants. En Egypte encore, l'habit des médecins et autres personnes visitant les pestiférés était de maroquin du Levant, le masque avait les yeux de cristal, et on avait adapté un long nez rempli de parfums.

A Marseille, de malheureux pestiférés mouraient sans avoir vu un médecin ni un chirurgien. A ceux-là on jette un bistouri pour qu'ils ouvrent eux-mêmes leurs bubons.

Dans un cas, un malade, après être resté trois jours sur le carreau, est tiré sur un matelas à l'aide de crochets. Ailleurs, des malheureux accusés d'avoir empesté une ville en frottant des rampes d'escaliers avec des emplâtres chargés de pus de bubons pestilentiels ont été livrés au dernier supplice.

A une époque plus rapprochée de nous, un pestiféré n'était vu qu'au sixième jour avec des lunettes d'approche. Et vers la fin de notre siècle, en 1878, la peste a donné lieu, sur les bords du Volga, à des scènes qui rappellent le moyen âge :

Par un froid de 8°-10° Réaumur, les malades restèrent abandonnés sans soins, sans aliments, sans vêtements, dans des maisons dont les vitres avaient été brisées par quelques fanatiques. Des enfants déguenillés, amaigris, couraient les rues en pleurant, chassés partout et mourant de froid et de faim.

Une femme entrée au lazaret y reste sans connaissance un jour ou deux, et, revenant à elle, se trouve entourée d'une vingtaine de cadavres, et constate qu'elle a les pieds gelés. Elle crie inutilement pendant plusieurs heures, et le *mortuus* (infirmier spécial des pestiférés), en arrivant, tombe ivre devant elle. Les cadavres restent une douzaine de jours sans être ensevelis.

Un pope meurt, et comme personne ne veut l'enterrer, sa sœur et sa femme enceinte creusent un fossé dans la terre gelée ; elles succombent toutes deux trois jours après.

Le choléra de Naples en 1884 et, tout récemment ceux d'Espagne et de Russie ont donné lieu à des scènes aussi sauvages.

Le premier règlement général sanitaire qu'ait eu la France est du 25 août 1683. Il prescrit les précautions à prendre pour empêcher que la peste ne s'introduise dans le royaume. Ce règlement, publié à Fontainebleau, porte la signature de Louis XIV et de Colbert. En 1721, la ville de Marseille fit une application curieuse de ce règlement : elle s'en est servie pour refuser l'entrée du port à une galère du Roi qui vouait de Toulon où la peste était dans toute sa force, alors qu'elle était dans son déclin à Marseille.

La peste, que l'on considérait comme une maladie éteinte, s'est rallumée en ces dernières années dans la Mésopotamie, dans les montagnes de l'Assyr, sur les bords du Volga (épidémie de Vetlianka), à Benghazi, dans la Tripolitaine, dans l'Hindoustan et en Chine.

Depuis 15 ans la maladie s'est deux fois au moins propagée à de très grandes distances, de la province de Bagdad en Perse, et de ce dernier pays jusque sur le cours du bas Volga.

La conclusion à en tirer, c'est qu'il ne faut point se départir d'une active surveillance à l'égard de la peste, d'autant plus que dans la Tripolitaine et au sud de la Chine la peste est limitrophe de nos possessions coloniales. Il est inutile de faire remarquer que les moyens que nous conseillons sont beaucoup plus humains et aussi plus efficaces que ceux dont on vient de lire le récit.

Pour nous en tenir à la Chine, la peste a été constatée dans la province du Yunnan de 1850 à 1878. Elle serait aussi endémique à Pakhoï sur la côte nord du golfe du Tonkin et à Lien-Chu. Elle a été observée également dans l'Hindoustan de 1815 à 1821. En 1830 à Pâli : de là le nom de Peste de Pâli ; et de 1840 à 1880 dans les districts sud de l'Himalaya près des sources du Gange. Les épidémies de l'Hindoustan ont été observées par des médecins. Il n'en a pas été de même pour celles du Yunnan et de la Chine méridionale qui n'ont été vues que par des voyageurs.

VI. — FIÈVRE JAUNE.

On assignait autrefois à la fièvre jaune comme limite le 43° degré de latitude nord, c'est-à-dire une latitude correspondant à l'Espagne et à l'Italie. Or nous avons eu en France, en 1861, une épidémie de fièvre jaune à Saint-Nazaire, qui est à plus de 47°. Enfin la maladie a été importée jusqu'à Brest (48° 1/2), jusqu'au Havre et jusqu'en Angleterre (51°).

Sans donc vouloir nier que certaines latitudes ne favorisent la dissémination de la maladie, on peut voir qu'elles ne sauraient opposer aux effets de l'importation un obstacle infranchissable. Il est à remarquer également que le champ des grandes épidémies de lièvre jaune s'est étcndu eu même temps que les communications sont devenues plus rapides et plus fréquentes.

Cette observation est applicable à l'Amérique comme à l'Europe. La fièvre jaune, originaire du golfe du Mexique, et qui y restait en quelque sorte confinée comme maladie endémique, tend à prendre de plus en plus, dans le Nouveau-Monde, une extension considérable. Non seulement elle est en progrès et a de la tendance à se propager et à s'acclimater sur les côtes de la région chaude de l'Amérique où autrefois elle ne faisait que de rares et courtes apparitions, mais elle ne limite plus comme auparavant ses ravages à la zone mari lime et peut pénétrer très loin à l'intérieur des terres.

Cette extension considérable du domaine de la fièvre jaune coïncidant avec l'extension et la rapidité des relations commerciales est une menace incessante pour l'Europe et exige de sérieuses précautions. Toutefois, parmi les contrées envahies, toutes n'offrent pas pour nous le même péril. Il est inutile de rappeler que les saisons jouent un rôle important dans l'apparition de la fièvre jaune et dans le danger de son importation. Le froid fait cesser les épidémies. Or les hivers et les étés dans l'hémisphère austral de l'Amérique sont opposés aux nôtres. Au Brésil et à la Plata la fièvre jaune se montre donc vers la fin de l'année et se prolonge jusqu'au mois de juin. C'est l'époque où, pour nous, l'importation de la maladie est le moins à redouter. Au contraire, les influences saisonnières se manifestent à une époque opposée pour la partie de l'hémisphère nord située au de la de la zone torride. Aussi avons-nous beaucoup plus à craindre à ce point de vue les provenances du golfe du Mexique, de Cuba et de la côte atlantique des Etats-Unis.

Heureusement nous n'avons plus en Europe de grandes épidémies depuis 1857, bien que la fièvre jaune se soit montrée à Saint-Nazaire en 1861 et à Barcelone en 1870.

En Europe, le pays qui a été le plus éprouvé par la fièvre jaune est l'Espagne. Quelques-unes de ses villes ont perdu dans certaines épidémies le cinquième de leur population. En 1800 et en 1801, l'importation de la maladie à Cadix a causé 279.560 cas et 79500 décès. En 1803, à Malaga, sur une population de 48000 habitants, il y en a eu 26000 cas et 6884 décès. L'année suivante, à Malaga, 18000 cas, et 7000 décès. En 1821, à Barcelone, 70000 cas et 20000 décès. Cette épidémie » meurtrière de Barcelone produisit en France une émotion considérable et eut pour résultat le vote de la loi du 3 mars 1822.

VII. — LE CHOLÉRA. ROUTE SUIVIE PAR LES PREMIÈRES ÉPIDÉMIES : VOIE DE TERRE, LENTEUR DE LEUR MARCHE.

Les affections dont nous nous sommes occupé jusqu'ici ne nous ont pas permis de démontrer d'une façon précise le rôle des transformations des voies de communication dans les modifications des routes suivies par les épidémies ; mais cette influence va devenir au contraire évidente, maintenant que nous allons étudier la marche des épidémies de choléra.

L'épidémie formidable qui envahit Bakou en 1892 et qui a pris le chemin de fer transcaspien a eu une marche extrêmement rapide, tandis que les épidémies de 1830 et de 1846, qui ont également suivi la route de terre, ont eu une marche très lente. Nous parlerons d'abord des épidémies de 1830 et 1846, qui sont venues jusqu'à Paris en 1832 et 1849, et ont causé à la France, la première, plus de 100000, et la seconde 250000 victimes.

Déjà, en 1823, il y avait eu à Astrakan une petite épidémie de choléra, importante pour nous parce qu'elle a tracé la route que devaient suivre les deux invasions qui lui ont succédé.

Originaire des Indes Orientales, le choléra régnait en Perse en 1822 ; il envahit le Ghilan et le Mazanderan, provinces septentrionales de la Perse qui forment le littoral sud de la mer Caspienne. Après quelques ravages il s'assoupit pendant l'hiver de 1822 pour reparaître en 1823 à Recht. De cette ville, suivant le littoral occidental de la mer Caspienne, il franchit la frontière russe par la petite ville d'As tara eu juin. D'Astara il gagne Lenkoran, situé à quelques verstes d'Astara, le 29 juin. De Lenkoran il envahit Salian, et rayonne dans le voisinage de cette ville. Le 11 septembre on l'observait à Bakou, et le 22 à Astrakan où il s'éteignit bientôt.

L'épidémie de 1830 eut le même début. Le Ghilan et le Mazandéran furent envahis en 1829. La maladie s'assoupit encore pendant l'hiver, reparut au printemps dans le Ghilan et dans le petit port d'Enseli situé à quelques heures de Recht. Comme en 1822 le choléra longe le littoral occidental de la mer Caspienne et se montre vers le milieu de juin 1830 à Salian. Prenant alors deux directions différentes, d'un côté suivant toute la vallée de la Koura, il se dirige vers Tiflis, et se répand dans tout le Caucase ; de l'autre côté il se montre à Bakou, Derhent, et envahit Astrakan ; il gagne ensuite les régions voisines et remonte le Volga. Il s'étend en Russie et gagne les autres Etats de l'Europe.

Nous ne suivrons pas sa marche dans ses détails ; nous rappellerons seulement certaines observations plus particulièrement intéressantes et qui sont surtout curieuses en raison de l'époque à laquelle elles ont été faites. Déjà ces cas démontrent la transmission. Le choléra, après s'être montré à Kief le 26 décembre 1830, s'y éteint pendant les plus grands froids. Il apparaît de nouveau, s'étendant à travers les provinces occidentales de la Russie qu'il franchit avec l'année russe dirigée contre Varsovie.

Le 14 avril il éclate dans cette ville, où les Polonais avaient amené un grand nombre de prisonniers après la bataille d'Igani. La Moldavie, la Galicie, furent bientôt envahies.

C'est du littoral de la Baltique que part le choléra pour infecter l'Angleterre. Il se montre le 4 novembre 1831 dans le port de Sunderland. Le 27 janvier 1832, à Edimbourg, et le 10 février à Londres. De l'Angleterre il gagne l'Irlande, la France et la Hollande. Graves remarque que Dublin, Cork, Belfast furent frappés près de quatre mois avant Waterford et Wexford. Or, un steamer faisait deux fois par semaine un voyage entre Dublin et Belfast, tandis qu'il n'y avait pas de communication directe entre Dublin et Waterford, pas plus qu'entre Dublin et Wexford ; d'autre part, Waterford et Wexford n'avaient avec l'Angleterre que des rapports très limités. Le 15 mars 1832 le choléra, venant d'Angleterre, éclatait à Calais, et 11 jours plus tard, le 20 mars, à Paris.

On a vu alors l'épidémie rayonner en tous sens autour de ce nouveau centre de propagation. L'extension se fait d'abord circulairement dans les départements qui entourent celui de la

Seine, puis le choléra se porte à la fois dans toutes les directions.

En 1846, après avoir gagné Salian par une marche identique aux deux précédentes, le choléra fut observé le 8 novembre dans la ville de Chemaka à peu de distance de Salian. On le voit à Bakou et à Derbent en décembre ; oublié pendant l'hiver, il se montre en avril 1847 dans le district de Derhent, de Kouba, et il se propage à Témir-Khan-Choury.

De là il fut transporté par des soldats malades envoyés aux eaux minérales de Kisliar. La maladie se dissémina parmi les Kalmouks dispersés dans les steppes jusqu'au Volga. Le 16 juillet il était à Astrakan ; il se dirigeait en même temps vers Tiflis. De Tiflis il gagna Koutaïs, il fut bientôt importé à Trébizonde. Au nord de Tiflis le choléra suivit la grande voie militaire qui traverse la chaîne du Caucase à une hauteur de 7 000 pieds et, à la fin de juillet, il existait à Stavropol sur l'autre versant. D'un côté il franchit la mer Noire et envahit ses ports ; de l'autre, il traverse la Russie, l'Allemagne, la France, l'Italie. Nous ne suivrons pas le choléra à travers l'Europe.

Ce qui ressort pour nous de l'étude de ces épidémies, c'est cette progression par étapes successives et toujours répétées, cette marche toujours identique du choléra, trait commun des premières épidémies qui ont suivi la route de terre. Il y a là un fait des plus importants pour l'hygiène internationale et qui montre dans quels points doivent être établis les postes sanitaires destinés à nous protéger à l'avenir.

Il est intéressant de comparer à ces épidémies qui ont mis plusieurs années pour venir de l'Inde à Bakou en 1823, 1830 et 1846, au moment où les communications avec le Turkestan n'existaient pas, avec l'épidémie de 1892, après l'ouverture du chemin de fer transcaspien.

VIII. — L'ÉPIDÉMIE DE BAKOU DE 1892. — RAPIDITÉ DE SA MARCHE. — LE CHEMIN DE FER TRANSCASPIEN.

Le choléra qui s'est montré le 4 juin 1892 à Bakou existait déjà depuis quelques mois dans le Turkestan. Bien que la marche de cette épidémie rappelle celle de 1823, de 1830 et 1846, il y a cependant quelques différences, différences qui s'expliquent en songeant que la route des caravanes, suivie à ces différentes époques, n'était pas la même que le tracé du chemin de fer transcaspien.

Comme je le disais dans mon traité de *La défense de l'Europe contre le choléra* : la conquête russe va imprimer à ces contrées (le Turkestan) une transformation absolue. Le gouvernement russe devra alors instituer des mesures sanitaires sérieuses pour protéger l'Europe contre cette voie nouvelle et rapide ouverte à l'invasion épidémique.

Déjà à la fin de 1891, au mois de décembre, on parlait de quelques cas de choléra dans la petite ville de Djellahahad, située près de Caboul a moitié chemin entre cette ville et Peschawer. La maladie s'étendit et elle gagna la célèbre ville de Hérat le 22 février 1892. Les habitants s'enfuirent et disséminèrent le choléra. Le 27 mai il était signalé à Mesched, capitale du Khoraçan ; il prit alors deux directions différentes : la première du côté de la l'erse, et l'autre du côté du Turkestan russe. Nous ne nous occuperons que de cette dernière, la première répétant les épidémies antérieures, les moyens de communication étant restés les mêmes en Perse. La maladie suivit alors avec rapidité la direction du chemin de fer transcaspien, se montrant d'abord à Askabad, station du chemin de fer transcaspien, et bientôt à Ouzoum Ada, tête de ligne sur la côte orientale de la mer Caspienne. Elle n'avait plus qu'à franchir cette mer. Ce fut l'affaire de quelques heures. Le 4 juin le choléra était à Bakou.

Mais d'où venait elle-même cette épidémie de l'Afghanistan ? Celle région est voisine de l'Inde anglaise avec laquelle elle a des communications incessantes. Le pays de Kachmir avait été ravagé peu de temps auparavant par le choléra ; sa capitale, Serinagar, présentait une mortalité considérable. Il semble donc probable que l'Inde a été le point de départ de l'épidémie de l'Afghanistan, qui a ensuite gagné la Russie.

Quoi qu'il en soit, l'épidémie de l'Afghanistan de 1891-1892 a mis près de six mois pour, des bords de l'Indus, gagner la mer Caspienne ; cette marche a présenté deux étapes bien distinctes, la première naturellement très lente, les moyens de communication étant très lents, la seconde très rapide, puisque le choléra a eu pour véhicule le chemin de fer transcaspien et les bateaux à vapeur de la mer Caspienne.

C'est là ce qui distingue l'épidémie de 1892 de celle de 1823, 1830 et 1846. Il a fallu à ces dernières plusieurs années pour aller de l'Inde à la mer Caspienne. L'épidémie de 1892 n'a mis que quelques mois, et sa dernière et décisive étape n'a été que de quelques semaines. Les premières épidémies ne pouvaient pas franchir directement la mer Caspienne, aucun moyen de communication n'existant entre le littoral oriental de cette mer, occupé par les Turcomans, et son littoral occidental ; elles étaient obligées de contourner son littoral méridional par les caravanes, qui, après avoir traversé le Khoraçan, le Mazandéran et le Ghilan, longent la route unique qui borde le littoral occidental de cette mer, littoral que j'ai moi-même exploré en 1869. En 1892, au contraire, la maladie, gagne Bakou en chemin de fer et en bateau à vapeur par le littoral oriental, s'embarquant sur cette côte que les Turcomans fermaient autrefois.

Depuis 1846, le choléra semblait avoir abandonné la route de terre, qui était délaissée par les voyageurs à cause de sa lenteur. Aujourd'hui le nouveau chemin de fer transcaspien, la navigation à vapeur de la Caspienne, la rendant plus rapide, le choléra l'a reprise aussitôt. J'ajouterai que la maladie ne semble pas avoir perdu, depuis l'Inde jusque dans ces régions, son caractère de violence ni son caractère d'expansibilité.

Le choléra s'est déclaré à. Bakou le 4 juin à la suite du débarquement de malades venant de la Transcaucasie. Dès le début, la panique a été générale, l'ascension de la courbe de la mortalité très rapide ; l'aspect de la ville était désolé, les magasins fermés, les affaires suspendues, et, dans les rues presque désertes, on ne voyait guère que des voilures transportant des malades et des morts. Les malheureux étaient chargés sur des *arabas*, le plus souvent à découvert.

Comparez ce tableau avec celui de Paris à la même époque ; Paris était contaminé par le choléra de la banlieue, et une grande partie de la population ignorait même qu'il y eût du choléra. La ressemblance était plus grande avec Hambourg, qui avait été infecté par des importations venues de Russie, et qui a présenté, en 1892, une épidémie aussi redoutable que celle qui a sévi à Paris en 1832.

En Afghanistan, les mesures de prophylaxie ont été nulles. Au moment où le choléra sévissait à Hérat, le gouvernement persan prescrivit la surveillance de la frontière afghane du Khoraçan par des cordons militaires. On dit que cela ne tut pas fait ou ne le fut que pour la forme.

D'un autre côté, dès l'apparition du choléra en Afghanistan, le gouvernement russe, se rappelant les événements de 1823, 1830, 1846 et comprenant le danger auquel il était exposé, décida une inspection sanitaire sur toute la ligne du chemin de fer transcaspien et fit installer des lazarets dans les principales stations. Si ces mesures avaient été rapidement et exactement exécutées, et si, surtout, au port d'embarquement sur la mer Caspienne, on avait fait une visite médicale sérieuse et une désinfection réelle du linge sale et des objets contaminés, il est permis de penser que la maladie aurait pu être arrêtée.

Mais la soudaineté de l'invasion a paralysé toutes les bonnes volontés et empêché l'exécution des mesures prescrites. Le foyer de la Transcaucasie orientale a été des plus intenses ; il y avait, là des difficultés considérables à vaincre, tant à cause de la violence de l'épidémie que de sa marche rapidement envahissante. On avait affaire, dans ces régions orientales, à des populations misérables qui n'offraient aucune résistance à l'épidémie, buvaient l'eau de leurs puits infectés, et qui aggravaient encore la situation en enterrant les morts dans leurs habitations, leurs cours, leurs jardins, les recouvrant seulement de quelques centimètres de terre. Plus tard, le gouvernement russe a fait beaucoup, surtout après les premières paniques et les premières émeutes, et il est arrivé à limiter les désastres dans les grandes villes comme Tiflis, Moscou et Saint-Pétersbourg.

IX. — L'ÉPIDÉMIE DE 1865 INAUGURE LA VOIE MARITIME.

La grande épidémie de 1865 vient inaugurer la voie maritime. Elle a montré que le danger n'est pas localisé à la mer Caspienne, mais qu'il réside aussi du côté de la mer Rouge. Là ne se borne pas le rôle important de l'invasion de 1865 ; au point de vue de la transmission elle a bouleversé les doctrines jusque-là eu vigueur. La panique qu'elle produisit en Europe provoqua la réunion de la *Conférence, de Constantinople*, convoquée sur l'initiative du gouvernement français, et où Fauvel représenta la France avec éclat.

Il est intéressant de suivre dans quelques-unes de ses phases cette épidémie, dont l'influence sur les doctrines régnantes a été si considérable.

C'est à la Mecque que l'épidémie a eu son point de départ. Elle avait été importée dans le Hedjaz par des navires provenant des Indes et chargés de pèlerins. Vers la fin d'avril, le choléra sévissait à la Mecque et à Médine. La mortalité déjà, si considérable s'accrut encore à l'Arafat et à Minah pendant les jours de fête. Les médecins envoyés d'Egypte trouvèrent des cadavres dans les rues et dans les mosquées. Plus d'un tiers des pèlerins, c'est-à-dire 30 000, succombèrent au choléra. La marche de la maladie montre que partout elle a accompagné les pèlerins. L'Egypte fut, en raison de sa proximité avec la Mecque, le premier pays attaqué. Du 19 mai au 10 juin, c'est-à-dire en 23 jours, 10 bateaux a vapeur ont débarqué à Suez de 12 000 à 15 000 pèlerins.

Sur de fausses déclarations des capitaines, la libre pratique fut accordée aux bateaux à Suez. Or, le *Sidney*, vapeur anglais, avait perdu plusieurs cholériques pendant la traversée. Le premier bateau débarqué le 19 mai à Suez avait jeté des morts à la mer. Le 21, quelques cas de choléra se déclarèrent dans cette ville ; dans le nombre, le capitaine du bateau et sa femme.

Les 12000 ou 15000 pèlerins que nous avons vus passer la Mer-Rouge pour aller à Suez, (à ce moment, le canal n'existait pas encore,) traversèrent l'Egypte en chemin de for et allèrent camper près du canal Mahmoudié, à Alexandrie. Fêtés selon l'usage par les Arabes du voisinage, les Hadjis leur communiquent la maladie. Le 2 juin éclate un premier cas à Alexandrie ; deux autres le 5. En deux mois, le choléra fit 4000 victimes à Alexandrie et 60000 en Egypte en moins de trois mois.

La population étrangère surtout, terrifiée, émigra en masse et alla porter dans le monde entier les germes de la maladie. Comme nous l'avons vu depuis, en 1883, elle s'enfuit par toutes les voies qui s'ouvraient devant elle. Européens, Levantins, au nombre de 30000 à 35000, se dirigent vers tous les ports de la Méditerranée. Le choléra va se développer à Constantinople, à Smyrne, à Beyrouth, en Mésopotamie, sur la mer Noire, Kustendjé, à Odessa, porté jusqu'à New-York et à la Guadeloupe par des bateaux à vapeur et apparaissant dans le port après que le navire y a débarqué. Tous les ports qui, comme Beyrouth, Marseille, Constantinople, reçoivent des arrivages d'Alexandrie deviennent le point de départ de nouvelles émissions. Une malade quittera Marseille et apportera en quelques heures le choléra à Paris.

Je me suis attaché, dans l'étude de l'épidémie de 1865, comme dans les relations précédentes, à montrer surtout la route de l'épidémie à son début et à établir nettement la filiation des premiers cas. C'est alors seulement que la marche de la maladie peut être d'un enseignement utile. Mais lorsque l'épidémie est parvenue au centre de l'Europe, l'enchaînement des faits devient plus difficile à démêler. Leur étude n'a souvent conduit qu'à la confusion et à l'erreur. C'est ainsi que s'expliquent les fausses doctrines répandues sur la contagion à la suite de l'épidémie de 1832. La marche si évidente de l'épidémie de 1865 a détruit ces conclusions erronées.

X. — LES ÉPIDÉMIES NAVALES, LEURS CONSÉQUENCES.

En dehors de la grande épidémie de 1863, il y a eu un certain nombre de petites épidémies navales qui offrent un grand intérêt au point de vue de la route suivie par le choléra.

En 1881, le navire à vapeur anglais *Columbian* quittait Bombay le 19 juillet avec 660 passagers ou pèlerins (650 seulement sur la patente). Le choléra sévissait avec intensité à Bombay, où l'on compta 118 décès cholériques pendant le mois de juillet. Le *Columbian* perdit du choléra plusieurs de ses passagers dans la traversée de Bombay à Aden. Il importa la maladie à Aden, où le déchargement eut lieu le 1ᵉʳ août de grand matin. Le soir, on constatait un des premiers cas mortels sur l'un des déchargeurs. Il y eut 187 attaques et 151 morts. Les docteurs Lewis et Cunningham ont prétendu nier cette importation, qui a été au contraire nettement établie par les autorités anglaises d'Aden. « Et on s'étonne, dit M. Mahé, notre médecin sanitaire à Constantinople, qui a donné de tous ces faits une critique très judicieuse, de les voir combattre et rejeter les conclusions si précises des médecins militaires d'Aden, leurs collègues, et cela non seulement près d'un an après les événements, mais encore fort loin du théâtre où ils ont été vérifiés avec une scrupuleuse attention par des observateurs consciencieux. »

En juillet 1882, partait également de Bombay le navire anglais *Hesperia*, qui contenait 24 pèlerins de plus que ceux portés sur la patente délivrée *nette*, bien que le choléra sévît à Bombay. Cette fraude d'inscription, qui rend impossible la vérification exacte du nombre des passagers morts pendant la traversée, ôte toute sa valeur à la patente, ainsi d'ailleurs que la déclaration de *patente nette* qui est presque toujours donnée dans les ports anglo-indiens alors même que le choléra y règne à l'état endémique.

L'*Hesperia* eut des cas de choléra avant d'arriver à Aden. Il en eut également dans ce port et fut envoyé à l'île de Camaran, qui sert de lieu de quarantaine dans la Mer-Bouge. Les trois quarts des passagers de l'*Hesperia* venaient de Boukara. Après trois mois de voyage, ils avaient pris le chemin de fer à Peschawer sur la frontière de l'Inde et s'étaient rendus, par Lahore et le nord-ouest de l'Inde, à Bombay. Plusieurs d'entre eux étaient allés jusqu'à Calcutta pour affaires, car ces pèlerins sont aussi îles marchands. Ils étaient revenus par le chemin de fer à Bombay, d'où ils s'étaient embarqués pour Djoddah.

En 1884, un certain nombre de navires partirent de l'Extrême-Orient et, eurent des cas de choléra pendant leur traversée. L'histoire du *Crocodil* est surtout intéressante. Bien que les faits n'aient pas été exactement connus du public, il est certain que le *Crocodil* avait présenté des cas de choléra de Bombay à Suez, où la déclaration du capitaine fut inexacte, ce qui eut pour résultat de faire donner libre pratique au navire. Mais on fut bien obligé d'avouer le cas qui se déclara dans le canal.

De Suez jusqu'au-delà de Malte, où il fut repoussé, le *Crocodil* eut 5 cas de choléra dont 3 mortels. Ainsi donc, le *Crocodil* eut du choléra à bord jusque dans la Méditerranée occidentale. On sait qu'il fut soumis à un nettoyage, à une désinfection et à des soins d'assainissement exceptionnels durant le reste du voyage et lors de son arrivée sur la rade de Portsmouth. L'Egypte et l'Europe échappèrent au danger, mais ces incidents révélaient l'importance du péril dont ne tenait pas suffisamment compte l'administration sanitaire d'Egypte, depuis l'occupation du pays par les Anglais.

Le professeur Robert Koch, de Berlin, a également insisté sur le danger de l'importation du choléra par les navires, et surtout par ceux qui sont chargés de pèlerins, d'émigrants et de coolies.

Les épidémies navales sont pleines d'enseignement. Le cas du *Crocodil*, je pourrais ajouter celui de la *Corrèze*, offrent des exemples frappants de l'importation du choléra par des navires provenant de l'Extrême-Orient.

Mais aucune démonstration n'égale celle qui a été fournie par les épidémies d'Allen et de Camaran, importées par les vapeurs à marche rapide, le *Columbian*, et l'*Hesperia*, provenant de Bombay, des Indes, dans la Mer-Bouge et en Egypte. Le dernier surtout est le fait d'importation le plus évident que l'on connaisse depuis longtemps ; et il n'est inférieur en certitude à aucune des expériences positives exécutées avec précision dans nos laboratoires. Aussi s'étonne-t-on de voir, après ces faits, les médecins conseillers du gouvernement anglo-indien avancer qu'il n'y a point d'exemple d'importation directe du choléra. « *Omnis cholera ex cholera*, tel est l'axiome, dit M. Mahé, dont la vérité s'impose de nos jours et sous nos yeux plus que jamais. »

J'ajouterai que les navires anglais *Hesperia* et *Crocodil*, partis de Bombay où il n'y avait que quelques rares cas de choléra, 4 à 7 au plus par semaine, ne furent pas moins les importateurs de la maladie ; ce qui juge une fois de plus la façon dont le gouvernement anglais de l'Inde établit ses patentes.

En septembre 1891, deux autres navires anglais, le *Marathon* et le *Redbreast*, virent éclater le choléra à bord en rade de Bombay. En quelques jours il y eut 16 décès, et Bombay n'ayant le choléra qu'à l'état endémique délivrait patente nette.

Bombay est donc toujours fort suspect. Il le devient surtout quelques mois avant le pèlerinage du Hedjaz ; il est l'aboutissant à l'ouest du vaste réseau de chemins de fer qui y déversent les voyageurs de toutes sortes, pèlerins, commerça us, militaires, provenant de toutes les parties de la péninsule, du centre et des extrémités ; de l'Himalaya, de l'Asie centrale, de l'Afghanistan et de quelques points beaucoup plus rapprochés, comme Madras, Calcutta, Lahore, Peschawer. C'est à Bombay que les attendent et d'où vont, partir les grands steamers à marche rapide, dont le nombre augmente tous les jours, et qui vont les amener en dix, onze et douze jours dans la Mer-Rouge, à Suez et dans la Méditerranée.

Depuis une quarantaine d'années, la route du choléra venant de l'Asie vers l'Europe a changé, au moins en partie. Avant cette époque, l'itinéraire suivi était, nous l'avons vu, les plateaux de l'Iran, le sud de la mer Caspienne, l'Europe. Mais, comme l'homme abandonnait celle voie trop lente pour la voie de mer, le choléra, continuant à suivre les courans humains, franchit avec eux, en quelques semaines, les mers qui nous séparent des Indes. De ce côté, donc, la surveillance est nécessaire.

D'un autre côté, les événements qui se sont passés en 1889, en 1890 et cette année même 1893, du côté du golfe Persique, montrent qu'il faudra aussi se préoccuper de défendre l'Europe dans cette direction ; surtout, comme nous le verrons dans une autre partie de cet article, lorsqu'un chemin de fer amènera en quelques jours les voyageurs du golfe Persique sur la Méditerranée. Actuellement, le choléra qui sévit le long des rives du Tigre, dans le vilayet de Bagdad, va probablement suivre la route qu'il a déjà parcourue, en 1889 et 1890 vers les vilayets de Mossoul, de Diarbekir et vers la Syrie.

Désormais donc, plus encore que par le passé, l'attention de l'Europe doit être appelée sur le danger permanent de ces deux grands prolongements de l'océan Indien qui, à l'orient (golfe Persique) et à l'occident (Mer-Rouge) s'avancent connue deux, grands bras jusqu'aux portes de la Méditerranée, où ils permettent aux steamers d'apporter de Bombay et de tout l'empire anglo-indien, avec une entière vitesse, des marchandises précieuses, mais aussi des germes morbides. En ce moment, seule la Turquie est chargée de ces deux passes périlleuses ; il lui est bien difficile de les garder efficacement ; elle ne possède ni tout le matériel, ni tout le personnel indispensables, et les moyens de police maritime lui font défaut. Mais elle pourrait, avec l'aide des puissances intéressées, améliorer ses mesures et ses dispositifs de prophylaxie. On a déjà essayé d'obtenir un premier résultat pour la protection de la Mer-Rouge à la *conférence de Venise*. Une autre conférence qui doit se réunir à Paris indiquera les mesures à établir au golfe Persique.

XI. — LE PÈLERINAGE DE LA MECQUE DE 1893.

La conférence de Venise régla la question des mesures sanitaires applicables aux navires provenant de l'Extrême-Orient et pénétrant dans la Méditerranée par la Mer-Rouge et le canal de Suez ; mais elle ne s'occupa qu'incidemment des moyens à prescrire à l'égard des pèlerins se rendant à la Mecque et des précautions à prendre contre leur retour. Aussi, sans vouloir tracer ici une histoire du pèlerinage de la Mecque, ce qui dépasserait beaucoup les limites de cet article, je dirai quelques mots de celui de 1893, qui était particulièrement sacré, les cérémonies commençant un vendredi, jour de fête des musulmans. Ce coup d'œil sur le dernier pèlerinage montrera le péril que court l'Europe chaque année et la nécessité de nouvelles mesures sanitaires.

On n'avait jamais eu au Hedjaz une semblable affluence de pèlerins. On a parlé de 260 000 à 280 000 ; 45 000 sont venus par le nord de la Mer-Rouge, à peu près autant par le sud. La statistique nous apprend en effet que le nombre de ceux qui sont débarqués à Djeddah s'est élevé à 92 625. C'est le chiffre de beaucoup le plus élevé qui ait été enregistré dans un espace de 25 ans (depuis 1868). Durant cette période, le plus grand nombre des pèlerins passés à Djeddah a été de 59 659 en 1880 ; le plus faible, 23 393 en 1868. Sur les 92 625 pèlerins passés à Djeddah en 1893, les Egyptiens figurent pour 16 325. Le reste est arrivé par caravanes de pays lointains ou voisins. Les conditions du voyage des pèlerins sont devenues de plus en plus faciles ; beaucoup n'ont payé pour aller au Hedjaz que 12 fr. 50, 5 fr. 20, et même 4 fr. 20 (demi-guinée, talaris ou medjidié).

D'Alexandrie, puis du Caire, les trains amenèrent avant le pèlerinage un nombre énorme de voyageurs à Suez. Les rues et les places furent bientôt encombrées de pèlerins et de bagages, tassés le long des murs, là où ils pouvaient trouver un filet d'ombre. Dans un règlement futur, il sera très utile ; de leur assigner un lieu de campement en dehors de la ville. Le même règlement devra interdire la voie du canal d'eau douce (le seul qui alimente Suez d'eau potable) à des centaines de pèlerins égyptiens, mendiants pour la plupart, qui arrivent ainsi à petites journées de la basse Egypte et campent plus ou moins longtemps sur les bords du canal. Que ne déversent-ils pas dans l'eau que boivent les habitants de Suez ? Aussi la fièvre typhoïde, qui ne régnait plus à Suez depuis une année, y a-t-elle reparu, dans un intervalle de quinze jours à un mois, après que les eaux du canal d'eau douce avaient été souillées par eux. C'est précisément la limite correspondant à la durée d'incubation de la maladie.

Il faut cependant remarquer qu'en Egypte, depuis le mois de juin, on avait réellement fait quelque chose pour combattre l'invasion éventuelle du choléra. Les marchés, les rues avaient été nettoyés avec soin. Les écheches, tandis sordides, où s'accumulent les misérables, le bas des murailles, avaient été nettoyés à la chaux. On avait même attribué à la ville de Suez 25 000 francs pour combler les *birthets* ou mares et construire un égout ; mais le choléra est éteint depuis plusieurs mois, et on n'a pas encore commencé les travaux.

Jamais on n'avait vu une épidémie aussi meurtrière. Au dire de tous, la mortalité causée par le choléra a été énorme ; les uns estiment que le quart des Hadjis a succombé, les autres parlent du tiers. Le choléra a éclaté à la Mecque un mois avant les fêtes, ce qui ne s'était jamais vu ; 2000 ou 3000 pèlerins qui attendaient à Suez n'en sont pas moins partis, et il paraît que, si on les en eut empêchés, on eut commis une sorte de sacrilège. Le zèle n'était donc pas refroidi ; quelques-uns seulement murmuraient contre les Européens instigateurs des quarantaines et des droits sanitaires. L'état moral des sédentaires était cependant moins bon que les années précédentes : ils avaient peur du choléra.

On a parlé de 40 000 décès, chiffre bien difficile à vérifier ; des témoins oculaires ont parlé « de collines de cadavres restant trois ou quatre jours sans sépulture, en juillet, sous le tropique ! de fosses de 25 mètres de long sur 15 de largo et 5 de profondeur comblées en une demi-journée. » Une femme de Suez a dit au docteur Legrand

« qu'à la Mecque l'horreur était si grande que, passant dans les rues, il fallait regarder en l'air devant soi pour ne pas voir les morts et les mourants entassés de chaque côté. Malheur à qui tombait en route ! on le prenait par les pieds pour le traîner au monceau. » Les indigènes et les soldats de police n'avaient pas le temps, comme les années précédentes, de vendre à la criée les dépouilles des morts et même de ceux qui ne l'étaient pas encore tout à fait.

Après le pèlerinage, lorsqu'une épidémie éclate au Hedjaz, les Hadjis fuient dans toutes les directions. Ils se précipitent, surtout enfouie vers les voies d'échappement que leur offrent les ports de la Mer-Rouge. C'est principalement à Djeddah et dans les criques qui avoisinent son port que les fuyards espèrent trouver le moyen de se soustraire à la quarantaine. Aussi à Djeddah, où l'épouvante avait fait refluer la masse des pèlerins, le spectacle était le même qu'à la Mecque.

On sait comment s'effectue la rentrée des pèlerins à Djeddah.

A l'une des portes dites de la Mecque et à quoique distance des murs, un café est transformé en lazaret, et, suivant les besoins, les cafés voisins servent d'annexe. Quelques médecins relevant de l'administration sanitaire ottomane font, au fur et à mesure du passage des chameaux, le contrôle des morts et des moribonds. Les morts sont étendus le long des murs du café, par nationalité, et les drogmans des consulats s'efforcent de recueillir leur argent, passeports, billets de retour, etc. Le plus souvent, les cadavres ont été dépouillés avant leur arrivée au lazaret. Les malades sont portés dans les salles intérieures et jetés pêle-mêle sur des matelas ou sur des nattes. Il n'est d'ailleurs fait aucun examen particulier de chaque malade : tous sont considérés comme cholériques. Quelques-uns cependant pouvant n'être qu'épuisés par l'âge et les fatigues d'une longue série de têtes, par les longueurs de la route, les conditions défectueuses d'alimentation, sont entassés pêle-mêle avec les cholériques et sont exposés à mourir de soif, de faim, de terreur et d'abandon. Il est d'usage que les consuls se rendent à l'arrivée de la première caravane pour organiser le service de reconnaissance de leurs morts et étudier le fonctionnement du lazaret. Les malades sont souvent sans eau, sans nourriture. M. Guiot, notre consul à Djeddah, dont la conduite pendant le pèlerinage a été au-dessus de tout éloge, venait visiter chaque jour ces malheureux.

Un matin, accompagné de M. le docteur Jousseaulme, il avait apporté quelques bouteilles de cognac qu'il avait fait boire, coupé d'eau et additionné de laudanum, à nos Algériens, puis à tous les malades indistinctement. Toutes les mains se tendaient vers eux. Ils ont réussi à ranimer quelques malades et ont fait sortir du lazaret des malheureux qui n'avaient aucun des symptômes du choléra et qui, installés au grand air, loin du spectacle de voisins agonisants, se sont remis peu à peu et ont pu, aidés de leurs compagnons, rentrer en ville.

C'est là une esquisse à grands traits d'une situation devant laquelle on est, il faut bien l'avouer, à peu près impuissant. Il était impossible, en partant de Djeddah, de prendre passage à bord d'un bateau indemne : tous les navires étaient contaminés. Le *Pictavia*, parti le premier, est arrivé à Yambo, qui est l'échelle de Médine, comme Djeddah est l'échelle de la Mecque, avec 15 morts pour une cargaison de 1200 passagers ; l'*Auvergne*, 13 décès pour 1 000 pèlerins. Le *Gergovia*, que montaient 1 200 passagers, a présenté avant de lever l'ancre 3 décès, et après 22 heures de traversée et 12 heures consacrées au débarquement, il y avait 30 morts. Je ne parle que pour mémoire des nombreux pèlerins qui ont été débarqués à Yambo agonisants.

Il est d'ailleurs presque impossible de se rendre compte d'une façon précise du nombre total des décès. Au lendemain des fêtes, la dislocation rendait encore l'appréciation plus difficile, puisque, pour avoir la mortalité du pèlerinage, il eût fallu tenir compte de trois données essentiellement variables : la fraction des pèlerins encore à la Mecque, des pèlerins en caravanes, la fraction arrivée à Djeddah ou déjà embarquée et leurs mortalités respectives. Sur tous ces éléments, l'administration ottomane ne paraît avoir aucun renseignement précis. J'ajouterai que beaucoup de morts sont cachés par leurs parents ou leurs amis et enterrés sans qu'il y ait possibilité d'intervenir et de constater.

La situation dans les entreponts des navires était lamentable. L'encombrement qui y régnait était tel qu'on ne pouvait, sans la plus grande peine, arriver à s'ouvrir un passage jusqu'aux angles des entreponts où s'éteignaient les moribonds. La température y était de 38°.

Le comble de l'encombrement a été réalisé par l'*Etna*, battant pavillon anglais, navire de 826 tonnes, portant, lors de son passage à Suez, 981 pèlerins. Dans un voyage accessoire de Djeddah à Hodeïdah, il en avait embarqué 1 400. L'aspect de ce navire était repoussant, l'odeur intolérable. Il y avait des matières même sur la rampe de l'échelle ; un grand nombre de pèlerins étaient malades. l'un d'eux est mort en rade de Suez, trois ou quatre autres pendant la traversée du canal. Au lieu de placer ces derniers, revêtus du sac goudronné réglementaire, dans une barque recouverte d'un *prélart*, on avait trouvé plus simple de les suspendre à l'arrière, se balançant dans le vide.

Cependant l'*Etna* avait trouvé moyen de ne faire à Djeb-el-Tor que ses quinze jours de quarantaine ; le Maltais affréteur de ce navire, vieil écumeur de pèlerinage, connaissait, sans doute les grands et les petits moyens à employer en pareille conjoncture. L'*Etna*, dont l'odyssée a été complète, rapatriait des pèlerins marocains. Le conseil sanitaire de Tanger ne put les recevoir, et S. M. Chérifienne fit demander par notre consul que Matifou, notre lazaret situé près d'Alger, voulût bien admettre le navire, dont la malpropreté dépassait toute description, et qui n'avait à bord ni médicaments ni désinfectants. Presque tout l'équipage avait été décimé par le choléra ; il ne restait que les mécaniciens et quelques matelots, les autres avaient été remplacés par des Marocains que l'on rapatriait gratis. Après une série d'opérations qui durèrent plusieurs jours, l'*Etna* fut renvoyé à Tanger, ayant subi à Malifou un assainissement complet.

L'aspect des bateaux français était très supérieur à celui des autres navires à pèlerins. Il y a là un réel progrès qui a été reconnu par tous.

Le choléra a été importé dans le lazaret de Tot. Il a gagné le personnel du camp, la ville de Tor et ses environs ; il a même été importé au camp de Rasmallap, station sanitaire supplémentaire pour les pèlerins égyptiens, et un cas a été constaté en rade de Suez. Les pèlerins ont même porté le choléra jusque dans la Méditerranée, aux lazarets de Beyrouth, de Smyrne, de Tripoli d'Afrique, et jusqu'au Maroc.

L'histoire du vapeur ottoman *Abd-el-Kader* est remarquable. Il avait embarqué à Djeddah, le 4 juillet 1873, 1370 pèlerins : il en perdit 20 jusqu'à Tor, 167 au lazaret de Tor, 6 entre Suez et Port-Saïd, 30 entre Port-Saïd et Beyrouth, 4 au lazaret de Clazomène près de Smyrne ; au total, 334 morts entre Djeddah et Smyrne sur 1370 pèlerins, soit le quart des passagers ; et cela, après une mortalité effroyable subie à la Mecque. Le bateau qui ramenait les Bosniaques était déjà réduit à Suez de 104 à 57.

La conférence qui doit se réunir à Paris aura à résoudre plusieurs questions. Elle devra indiquer les moyens nécessaires pour empêcher les pèlerins indiens d'importer le choléra à la Mecque, et, dans le cas où il s'y déclarerait, prévenir son importation en Europe. Déjà, dans le dessein de réaliser la première partie de ce programme, le gouvernement ottoman arrête au sud de la mer Rouge pendant un certain nombre de jours les pèlerins indiens et javanais qui se rendent à la Mecque. Il a choisi comme lieu de quarantaine l'île de Camaran, placée dans la Mer-Rouge au nord d'Aden, vers la côte arabique, à petite distance de Hodeïdah ; cette île réunit de grands avantages au point de vue des ressources, mais elle a l'inconvénient, comme toute île de la Mer-Rouge, de pouvoir être évitée par les navires à surveiller. On a adressé au lazaret de Camaran d'autres critiques : sa mauvaise organisation, l'isolement insuffisant des quarantenaires de diverses provenances. En outre les ariches offrent un abri insuffisant, l'eau n'est pas de bonne qualité ; ce lazaret n'a d'ailleurs pas rempli son rôle, puisque le choléra s'est montré à la Mecque pendant ces dernières années, bien que les pèlerins aient été amenés à Camaran. Il serait injuste toutefois de ne pas tenir compte des difficultés particulières inhérentes au grand pèlerinage du Hedjaz. S'assurer de l'état sanitaire de plus de 20000 pèlerins, cette année plus de 30000, qui arrivent parfois au nombre de 2000 à 3000, et passent le détroit dans un intervalle de trois à quatre mois avant les fêtes de la Mecque ; pourvoir aux moyens de *sanitation*, de désinfection de ces pèlerins, qui sont dans l'état le plus misérable, des navires qui les amènent, est une tâche difficile pour le gouvernement ottoman. Elle pourrait être réalisée par l'entente des principales puissances de l'Europe, qui devraient y consacrer les sommes nécessaires pour créer des établissements modèles, dirigés par un personnel surtout européen, dévoué et compétent, mais que la rigueur du climat fatiguerait vile, et qui devrait être fréquemment renouvelé.

La prophylaxie maritime telle qu'elle existe aujourd'hui, telle qu'elle a existé pendant les derniers pèlerinages dans la Mer-Rouge, telle qu'elle est dans le golfe Persique, où les vapeurs venant de Bombay pénètrent jusque dans l'Irak-Arabi sans être soumis à une surveillance quelconque, nous donne peu de sécurité. J'ajouterai que le gouvernement turc, étant tenu d'après les conventions internationales de faire les frais nécessaires à l'outillage des établissemens quarantenaires des deux golfes Persique et Arabique, excipera de la situation difficile de son budget, et les choses en resteront là. Il conviendrait de créer des ressources à l'aide de taxes sur la navigation de la Mer-Rouge ou le golfe Persique, ou sur le pèlerinage, afin de porter remède à la situation.

Les mesures dont nous venons de parler visent les pèlerins se rendant à la Mecque ; mais ce n'est pas tout. Malgré les précautions prises, le choléra peut y éclater : il faut alors protéger l'Egypte et les puissances qui bordent la Méditerranée contre les pèlerins qui rentrent par le canal de Suez au Maroc, en Algérie, en Tunisie, en Tripolitaine, en Syrie, en Bosnie, en Turquie. Le gouvernement égyptien a institué dans ce dessein, comme nous l'avons déjà indiqué, une station sanitaire à Djeb-el-Tor, localité située sur la côte arabique de la Mer-Rouge, au pied du mont Sinaï.

A Djeb-el-Tor, il y a eu en 1893 un encombrement considérable : le nombre des pèlerins qui y font quarantaine (31000) laisse bien loin derrière lui les chiffres constatés pendant les années précédentes. C'est aussi la première fois qu'une flotte de vingt-trois navires a mouillé devant cette station quarantenaire. Tout est presque à faire et à organiser à Tor, qui, admirablement disposé par la nature, est tout à fait insuffisant comme organisation et comme matériel. Et cependant on pourrait réaliser un Tor idéal à très peu de frais. C'est là que tous les efforts doivent se concentrer, car le gros danger pour l'Europe est le pèlerinage. Il y a d'autant plus nécessité d'organiser complètement la station quarantenaire de Tor en vue du pèlerinage, que maintenant l'Yémen est devenu un foyer à peu près permanent du choléra. En s'y prenant seulement quinze jours à l'avance, comme cette année, avec un matériel insuffisant ou hors d'état de service, les résultats obtenus seront toujours insuffisants, et peut-être n'aura-t-on pas toujours, en Egypte du moins, la même chance que cette année.

On a signalé des cas de fraude ; au campement de Djeb-el-Tor. Des pèlerins riches, accompagnés de leurs serviteurs, arrivés la veille par un convoi infecté, et craignant de subir de longs jours de quarantaine, se substituaient à des pèlerins malheureux qui avaient déjà satisfait à toutes les prescriptions sanitaires, et prenaient leur place sur le bateau qui allait partir. Les pèlerins accompagnés de serviteurs peuvent être encore une cause de danger d'une autre façon : moyennant bakchich, ils gagnent un port du sud, Aden principalement, d'où ils s'embarquent sur les paquebots des grandes compagnies et rentrent ainsi à titre de passagers ordinaires soit en Egypte, soit en Turquie, soit en Afrique.

Enfin, depuis une dizaine d'années, les transformations politiques survenues dans l'aire de la mer Rouge ont développé la contrebande entre la côte arabique et la côte africaine dans des proportions inquiétantes. Grâce aux échanges, aux trafics, à la vente des esclaves, les ports des deux rives de cette mer sont mis en communication journalière. Cette situation nouvelle favorise les évasions et les débarquements clandestins. Cependant il sera toujours possible, surtout après la réorganisation du lazaret de Djeb-el-Tor, et en faisant rigoureusement exécuter des mesures sanitaires rationnelles, de préserver l'Egypte et l'Europe de l'importation du choléra si cette maladie venait à se montrer parmi les pèlerins de la Mecque. Nous avons même, à cet égard, des expériences décisives, en 1872, 1877, 1881, 1882, 1883, 1890, 1891, et, nous l'espérons, celle de 1893.

XII. — LES TRANSFORMATIONS DES VOIES DE COMMUNICATION DE L'AFRIQUE.

La politique nouvelle suivie en Afrique va créer au point de vue de la prophylaxie sanitaire des conditions entièrement différentes de celles qui ont existé jusqu'ici. Il y a une soixantaine d'années, le choléra était encore confiné dans le delta du Gange, comme la fièvre jaune dans le golfe du Mexique ; mais son domaine s'étendit bientôt et donna lieu à des poussées épidémiques dans différentes directions. L'Inde fut d'abord envahie dans toute son étendue, puis la Perse, puis l'Europe. Au début, c'est par la voie de terre exclusivement, comme nous l'avons déjà indiqué, que se firent les premières invasions cholériques. Mais à mesure que les communications maritimes se développèrent, toutes les cotes de l'Extrême-Orient furent successivement envahies.

Les expéditions militaires, les tentatives de colonisation, l'ouverture, par la création de débouchés au commerce, de pays jusqu'ici absolument fermés, furent le point de départ d'épidémies multiples.

Il est permis de dire que l'extension du fléau cholérique a suivi exactement le progrès commercial ; si bien qu'aujourd'hui l'immense étendue de côtes, de Wladivostok à l'équateur, de la presqu'île de Malacca au golfe Persique, partage à des degrés divers avec la presqu'île indienne le dangereux privilège d'être le siège de foyers cholériques. La Corée à peine ouverte fut décimée par une épidémie meurtrière en 1886 ; et depuis cette époque chaque année les côtes de la Sibérie orientale, les îles du Japon, sont visitées par le fléau. Quant à la Chine, bien que quelques villes seules du littoral soient ouvertes au commerce européen, on peut déjà constater dans les documents publiés par l'administration des douanes chinoises que tous les ports à traités aussi bien que les centres populeux situés sur les grands fleuves, sont périodiquement atteints par des épidémies qui ne semblent être que le réveil de foyers endémiques. Formose, les Philippines, le Tonkin, l'Annam, la Cochinchine, Java et Sumatra, le Siam, la Birmanie, sont dans la même situation. Ainsi donc l'endémie cholérique autrefois limitée aux rives du Gange et de l'Indus s'est implantée sur toutes les côtes de l'Asie orientale. Or, je le répète, cette transformation de la géographie médicale de l'Extrême-Orient s'est effectuée parallèlement avec le développement et les progrès du trafic maritime.

Mais ce qui nous importe surtout, c'est que cette modification s'est accomplie dans une période de temps relativement très courte. Il est même à craindre que cette extension ne s'accentue encore, et que l'endémie cholérique ne se fixe dans d'autres contrées. Toutefois, jusqu'ici, le danger créé par cette situation n'a pas beaucoup aggravé les craintes que doivent toujours inspirer les provenances de l'Inde et le pèlerinage ; de la Mecque. C'est qu'en effet tous les navires qui proviennent de ces régions aboutissent fatalement à Suez et à l'étroit canal qui débouche dans la Méditerranée. Ici la défense est organisée, elle ne réclame qu'un service de surveillance perfectionné à la conférence de Venise ; il faut que cette surveillance soit sérieuse. Mais une situation nouvelle, qui, dans un avenir prochain, va jouer un rôle capital au point de vue de la prophylaxie sanitaire de l'Egypte et de l'Europe, compliquera le problème et exigera un complément de mesures vers le sud du territoire égyptien et sur le littoral de la Mer-Rouge. Cette situation, provenant de conditions économiques sur le point de se réaliser tant dans la haute Egypte que sur le rivage africain de la Mer-Rouge, deviendra, en effet, une source de nouveaux périls sur lesquels M. le docteur Catelan, médecin sanitaire de France à Alexandrie, a eu le mérite d'appeler l'attention. L'Afrique, dit M. Catelan, absorbe aujourd'hui presque entièrement l'activité coloniale de la plupart des nations européennes. Du côté oriental, l'effort est considérable : chacun veut établir à son profit les grands contins commerciaux vers l'intérieur du continent. Sans doute la vaste région du Soudan est encore ; fermée depuis la chute de Kartoum ; mais le moment approche où elle va être ouverte par l'Angleterre agissant au nom de l'Egypte. Il lui importe, en effet, de ne pas se laisser devancer par l'Allemagne, qui gagne chaque jour du terrain vers la région des Grands-Lacs et des sources du Nil ; par l'Italie, qui tient, avec Massaouah, une des meilleures routes aboutissant de la Mer-Rouge en plein cœur du Soudan.

Souakim et Kosseïr sont donc, dès lors, les deux ports appelés à devenir les têtes de ligne des voies de communication de la mer vers les immenses contrées de la Nubie et du Soudan. Les conditions nouvelles créées par la concurrence commerciale et politique vont avoir une influence très grande sur l'état sanitaire de l'Egypte et de l'Europe. Il ne faut pas oublier, en effet, que sous Méhémet-Ali et avant la révolte mahdiste, plus de 50000 pèlerins provenant du Soudan, de la Nubie et des provinces de la haute Egypte prenaient les routes de Massaouah, Souakim, Bérénice et surtout de Kosseïr, pour s'embarquer de là à destination des lieux saints de l'Islam. Rassemblés dans ces ports après une longue route à travers le désert, ils étaient transportés par des navires à voile sur la cote arabique. Les fêtes du pèlerinage terminées, les Hadjis abordaient sur la côte d'Afrique dans les ports mêmes où ils s'étaient embarqués. Là, ils s'organisaient en caravane pour regagner l'intérieur. Si, comme cela est arrivé en 1890 pour Massaouah, ils apportaient le choléra avec eux, il n'y avait qu'une explosion locale, violente, mais de courte durée, et qui n'avait pas d'intérêt sanitaire au point de vue de l'Egypte et de l'Europe. Grâce, en effet, à l'éloignement, grâce à la lenteur et aux difficultés des communications par la voie du Nil avec la moyenne et la basse Egypte, le danger d'importation du fléau dans le delta était à peu près nul. Il ne va plus en être de même. Aujourd'hui, une navigation très active pendant six mois de l'année relie déjà par des communications rapides les régions de la haute et de la basse Egypte. Mais, de plus, un ingénieur français, M. Prompt, a soumis au gouvernement égyptien un programme de travail qui aura pour résultat d'assurer non seulement, la reprise pacifique du Soudan et des provinces équatoriales bloquées, niais encore la culture d'énormes étendues de terrain et le monopole de débouchés commerciaux dans ces immenses territoires.

Ce projet comprend trois parties :

1° Etablissement d'une ligne ferrée continue de la Méditerranée à la Mer-Rouge, en prolongeant la voie qui existe déjà à Assiout jusqu'à Keneh, et de là par un tronçon de 120 kilomètres, en suivant l'antique voie romaine, jusqu'au port de Kosseïr ;

2° Construction, au moyen d'une série de barrages échelonnés depuis Assouan jusqu'au-delà de Berber, d'immenses réservoirs où les eaux de crue seront emmagasinées de façon à pouvoir assurer en tout temps l'irrigation des terres de toute la vallée du Nil [1] ;

3° Etablissement d'un canal parallèle au fleuve avec construction d'écluses permettant « l'organiser des services de navigation à vapeur réguliers et aboutissant aux Grands-Lacs. Il y aurait donc ainsi une communication directe et rapide du delta avec les régions des Grands-Lacs.

Une partie du projet qui a trait à la prolongation de la voie ferrée est, en ce moment, en voie d'exécution. La ligne est déjà ouverte jusqu'à Girghah ; on travaille à la pousser jusqu'à Keneh. Louqsor et ensuite à Assouan. Ces transformations qui vont s'accomplir dans cette partie de l'Afrique produiront au point de vue sanitaire

---

1   Il est à espérer que l'on ne mettra jamais à exécution le projet d'un ingénieur anglais qui consisterait à barrer le Nil à Assouan, en noyant le temple de Philæ !

des résultats considérables. La circulation sera d'abord accrue des voyageurs qui prendront la voie du haut Nil pour aboutira la Mer-Rouge. Puis les échanges entre l'Extrême-Orient et l'Inde d'un côté, et de l'autre les villes situées sur les côtes africaines de la mer Rouge, vont aller en se développant, et créer ainsi un courant continu, entre l'Egypte du delta et les régions asiatiques où règne en permanence le choléra. Des villes populeuses naîtront sur la côte égyptienne de la Mer-Rouge, offrant les conditions d'insalubrité qui accompagnent toujours les prises de possession hâtives. Pour mettre en valeur ces contrées, où le blanc ne peut que diriger, on sera forcé au début de faire appel à des émigrés indiens ou chinois. La race jaune déborde déjà dans l'Océan-Indien. En dehors du trafic avec les régions de l'Extrême-Orient, où l'endémie cholérique est partout installée, il se formera un courant d'émigration qui donnera lieu à un renouvellement incessant du personnel. Or, ces nouveaux venus sont habituellement l'aliment qui entretient les foyers épidémiques. Cette situation complexe ne peut-elle faire craindre que le choléra ne vienne à s'établir à l'état d'endémie sur les côtes africaines de la Mer-Rouge ? Avec un centre de reviviscence périodique comme la Mecque, placé en face de la côte africaine à quelques lieues de distance, une pareille éventualité n'a rien de chimérique.

Les mouvements de population qui vont se produire dans la vallée du Nil vers ces régions appelées à devenir des centres très actifs de transaction auront également pour résultat de favoriser l'expansion de l'islamisme et par suite l'accroissement du pèlerinage de la Mecque. Déjà en moins de trente ans, depuis que les Hadjis ont pu utiliser les bateaux à vapeur pour aborder à Djeddah ou à Yambo, le nombre des pèlerins a sensiblement augmenté. Nous avons vu que cette année a été considérable. Il faut bien avouer d'ailleurs que la spéculation prête ici un puissant appui à la foi.

Quoi qu'il en soit, l'Afrique n'entre encore que pour bien peu dans cet accroissement ; mais lorsque des services rapides, à bon marché, par la navigation à vapeur ou par la voie ferrée, mettront l'intérieur du Soudan et l'Egypte en communication directe avec les ports de la Mer-Rouge, on ne peut prévoir à quel chiffre s'élèvera le nombre des Hadjis. Le danger ira successivement en se précisant. Kosseïr[1] à ce point de vue est surtout dangereux ; Bérénice est moins fréquenté ; Massaouah et Souakim offrent à peu près le même péril.

Ainsi que je l'ai indiqué précédemment, l'Europe a pu se désintéresser de l'introduction du choléra au Soudan par les pèlerins revenant de la Mecque. L'Egypte en effet était absolument préservée, du côté du sud de la vallée du Nil, par la nature des lieux, la distance, le désert, l'absence de moyens de communication. Mais déjà aujourd'hui il n'en est plus de même. Une fois le chemin de fer terminé jusqu'à Kosseïr, des pèlerins s'embarquant à Djeddab pour rentrer au Maroc, en Algérie, en Tunisie ou en Turquie par exemple, pourront trois jours après prendre le paquebot à Alexandrie.

Je ne crois pas nécessaire d'insister davantage pour montrer la gravité du danger qui menace l'Europe à la suite des transformations multiples qui s'accomplissent dans cette partie de l'Afrique. Déjà à plusieurs reprises, en 1872, 1877, 1881, 1882, 1885, 1890 et en 1891, grâce aux mesures prescrites et à leur bonne exécution, le conseil international d'Alexandrie a pu préserver l'Egypte et l'Europe contre le choléra qui s'était développé à la Mecque. Mais la situation acquise par l'Angleterre en Egypte a créé des difficultés qu'il ne faut pas méconnaître. Les doctrines sanitaires de l'Angleterre sont connues. Jusqu'ici le Conseil international d'Alexandrie a résisté aux tentatives de désorganisation et d'absorption. Toutes les puissances européennes ont le plus grand intérêt à se défendre contre l'importation des maladies exotiques d'origine orientale. Quelles garanties nous resterait-il si l'administration sanitaire internationale d'Egypte devenait une administration anglaise ? Telle est la question qui pouvait se poser d'un jour à l'autre. Elle a été réglée, espérons que ce sera définitif, à Venise. Le conseil d'Alexandrie est devenu plus international par la diminution du nombre des membres égyptiens ou anglais, qui de neuf sont tombés à quatre. Il s'agit maintenant de faire fonctionner ce qui a été voté à Venise et ce que l'unanimité des puissances a ratifié.

---

1 En 1893 sept sambouks ont transporté directement des lieux saints à Kosseïr 675 pèlerins.

XIII. — LES NOUVEAUX CHEMINS DE FER DE SYRIE.

La construction bientôt achevée du chemin de fer de Beyrouth à Damas et de Damas à Mzérib ; la concession d'une nouvelle ligne de 700 kilomètres qui doit relier Beyrouth à l'Euphrate et s'avancer jusqu'à Telek, en passant par Homs, Hama et Alep, sont aussi des faits d'une grande importance et dont les conséquences aux points de vue politique, économique et sanitaire peuvent être considérables. Les deux lignes doivent être étudiées séparément.

1° *Ligne Beyrouth-Damas-Mzérib, 250 kilomètres.* — Cette ligne est destinée non seulement à transporter à Beyrouth la farine nécessaire à son alimentation et à Damas les produits manufacturés qui viennent d'Europe ; mais sa construction aura encore pour résultat de lancer sur Beyrouth toutes les récoltes des immenses plaines du Hauran, qui jusqu'à présent étaient transportées à dos de chameau à Saint-Jean-d'Acre et à Caïffa. Ces deux localités, qui vivaient de l'exportation des céréales du Hauran, vont probablement disparaître à brève échéance, les efforts d'une compagnie anglaise n'ayant pu aboutir à construire la ligne rivale de Saint-Jean-d'Acre à Damas dont la concession avait été accordée.

Au point de vue sanitaire, cette ligne Beyrouth-Damas-Mzérib n'a qu'une importance de second ordre. Il ne faut pas oublier cependant que c'est à Mzérib que les pèlerins, à leur retour de la Mecque par voie de terre, purgent leur quarantaine. C'est là une circonstance importante, car on sait avec quelle facilité les musulmans savent échapper aux cordons sanitaires.

2° *Ligne Beyrouth-Alep-Beredjik (l'Euphrate)-Telek (600 kilomètres).* Cette ligne est destinée à un grand avenir. Il suffit de jeter les yeux sur la carte pour comprendre son importance. Elle relie Alep (15000 habitants) à Beyrouth (120000 habitants) ; elle traverse des localités de 40000 à 60000 habitants, telles que Homs et Hama, et des plaines immenses d'une fertilité admirable. Elle paraît donc assurée d'un transit considérable ; mais ce qui fait surtout sa valeur, c'est qu'elle établit une communication rapide entre l'Euphrate et le littoral de la Méditerranée et relie ainsi à Beyrouth Bassorah, Bagdad et Mossoul. Dès lors toutes les provenances de la Mésopotamie, du golfe Persique, d'une partie de la Perse trouveront là un débouché naturel, et la force même des choses créera un immense courant de voyageurs et de marchandises se dirigeant sur Telek ou Beredjik.

Alep, que traversaient autrefois les interminables caravanes venant de l'Inde et de la Perse, Alep, déchu depuis le percement du canal de Suez, va probablement, retrouver une partie de son ancienne splendeur et de ses richesses d'autrefois.

Malheureusement, ce courant humain venant de la Perse et de la Mésopotamie qui va se jeter sur Beredjik ne sera pas sans danger au point de vue de la propagation des épidémies. Avec quelle facilité le choléra sera-t-il transporté de Bombay à Bassorah, de Bassorah à Alep, et d'Alep à Beyrouth ! Et la peste, dont les foyers sont encore vivants en Mésopotamie et en Perse, la peste, dont l'éloignement et l'isolement ont peut-être été, jusqu'ici notre meilleure sauvegarde, ne deviendra-t-elle pas menaçante le jour où la rapidité des communications drainera les productions et les habitants des localités où elle est endémique ?

Ces diverses éventualités doivent être prises en sérieuse considération, et nous devons dès maintenant songer aux moyens de protéger le littoral syrien. Sans doute, l'administration turque ferait, le cas échéant, les plus sérieux efforts pour localiser l'épidémie. Nerveuse comme toujours, et plus encore que d'habitude, car la ligne Beyrouth-Beredjik doit dans un avenir plus ou moins rapproché être reliée à Constantinople par une autre ligne, elle appliquerait avec une sévérité plus rigoureuse qu'avisée le système des quarantaines à outrance qui constitue son programme sanitaire. Or ce système est absolument jugé, et s'il nous fallait de nouvelles preuves pour démontrer son insuffisance, je rappellerais que, au printemps de 1889, le choléra a fait son apparition à Bassorah venant de Bombay. De là, remontant le Tigre, il s'est propagé à Bagdad et à Mossoul ainsi qu'aux territoires dépendant de ces deux localités. L'hiver enraya la marche de l'épidémie, que l'on put même considérer un instant comme éteinte ; mais, au printemps de 1890, le choléra éclata de nouveau à Mossoul, et, se dirigeant rapidement vers le nord-ouest, atteignit Diarbékir, puis Orfa, Alep, Hama, Homs et Tripoli, décrivant, ainsi un immense arc de cercle et contaminant avec ; une très grande rapidité une étendue considérable de pays, malgré les plus impitoyables quarantaines que chaque ville, chaque village, chaque hameau, avec une incroyable sauvagerie, établissait pour se protéger.

Au contraire, l'année suivante, au moment des fortes chaleurs, l'épidémie, qui avait disparu pendant plusieurs mois, se réveille à Alep, et de là se propage à Damas, où elle s'éteint sans gagner Beyrouth, bien que, à l'instigation du docteur de Brun, les quarantaines entre Beyrouth et Damas aient été supprimées et remplacées par des mesures plus libérales et plus judicieuses (désinfection). En somme, cette longue épidémie, qui a évolué malgré les mesures quarantenaires les plus rigoureuses et parfois les plus barbares, montre d'une façon péremptoire l'insuffisance absolue, même dans ces régions orientales, des quarantaines de terre, puisque le seul point qui n'a pas été touché est en réalité celui qui n'y était pas soumis.

En présence de pareils résultats, j'estime qu'il y aurait grand intérêt à substituer aux principes sanitaires ottomans des règlements plus en harmonie avec les notions de prophylaxie internationale et publique admises aujourd'hui. La protection des côtes syriennes est une des questions qui devront être prise en considération dans les prochaines conférences sanitaires ; plus peut-être que les autres nations, la France a intérêt à ce que cette question soit résolue conformément à ses principes et à ses doctrines sanitaires. Il y aura donc lieu d'établir sur ces nouvelles lignes ferrées quelques postes sanitaires bien choisis et de les munir d'un outillage perfectionné ; afin que les appareils puissent être utilisés, il sera nécessaire que la nouvelle administration possède un personnel ferme, compétent et bien exercé.

ISBN : 978-1719545112